U0050773

花
千
樹

小鳥醫生 著

濫藥治療
診症室

濫藥治療
診症室

目錄

Clinic Abuse Clinic Abuse Clinic Abuse Clinic Abuse Clinic Abuse Clin
nce Substance Substance Substance Substance Substance
Clinic Abuse Clinic Abuse Clinic Abuse Clinic Abuse Clinic Abuse Clin
nce Substance Substance Substance Substance Substance
Clinic Abuse Clinic Abuse Clinic Abuse Clinic Abuse Clinic Abuse Clin

濫藥治療
診症室

自序

在公立醫院的精神科工作，很有難度。

這是資源問題。公立醫院醫生要處理在病房的入院病人，也要處理醫院其他部門的諮詢，當然也有家喻戶曉的三十六小時當值。

但在眾多工作之中，最費人心力的，就是精神科門診服務。

每一個在精神科門診當值的醫生，在一個上午或者下午三至四小時的診症時間內，需要替至少二十至二十五名病人覆診。每位精神科病人，只可獲分配大概五至十分鐘與主診醫生對話。要在短短數分鐘之內走進病人的內心世界，談何容易。

曾經有一位前輩跟我說，公立醫院的門診的確很艱辛，但不要看輕這五分鐘。區區五分鐘，你說的每一句話，運用的每一個技巧，進行的每個心理教育，都可能會為病人的命運帶來轉變。這句話小鳥醫生銘記於心。

　　加入這家醫院的濫藥治療團隊，已經踏進第三個年頭。不少醫生討厭濫藥的病人，原因當然有很多，包括關於濫藥的標籤，以及濫藥病人的性格問題等。

　　小鳥醫生跟濫藥病人的相處尚算和平，這可能是因為小鳥醫生本身不是什麼聖人，對於其他人也沒有嚴格的道德標準，認為濫藥的人也是人，即使選擇了一條錯誤的道路，也有他們各自的故事和原因。

　　在這個團隊學會了很多，在濫藥治療的門診之中，也有很多得着和感受。現在把他們的故事一一透過文字表達，希望大家也會有所感悟。

小鳥醫生
二〇二一年五月

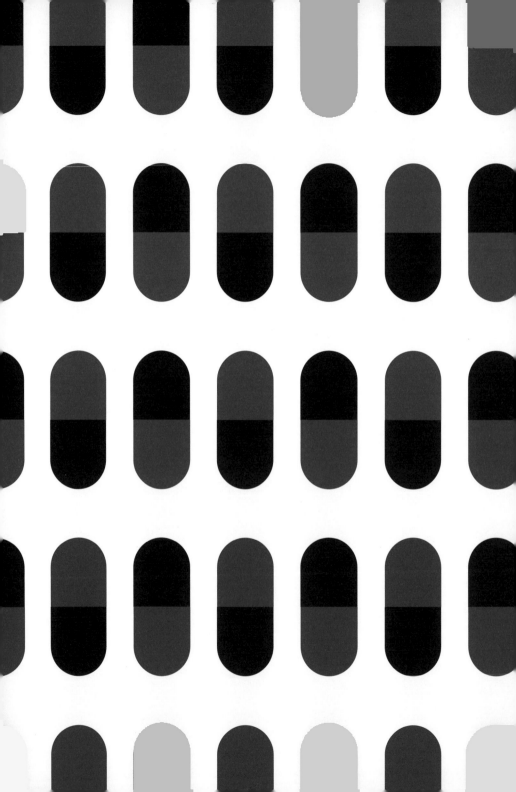

第一章

鬥智鬥力

有濫用藥物問題的病人,背景比一般人複雜,也多數比一般人詭詐。醫生雖然沒有提供毒品給他們,但一樣會墮入他們的陷阱,影響治療的預計進度。

Substance Abuse Clinic Substance Abuse Clinic Substance Abuse Clinic Substance Abuse Clinic Substance Abuse Clinic Subst Abuse

Substance Abuse Clinic Substance Abuse Clinic Substance Abuse Clinic Substance Abuse Clinic Substance Abuse Clinic Subst Abuse

Substance Abuse Clinic Substance Abuse Clinic Substance Abuse Clinic Substance Abuse Clinic Substance Abuse Clinic Subst Abuse

永不結業的
唱片舖

尖沙咀地鐵站附近，有沒有留意過一間唱片舖？這店舖長年大聲的播放着鄭秀文的金曲，門口總是張貼着「執笠清貨」、「最後數天」之類的告示。但是這些年來，這唱片舖從未結業。直至二〇二〇年中曾被網友瘋傳唱片舖結業的消息，最終店主澄清只是搬舖到尖沙咀的另一條街，依然會繼續播放鄭秀文的金曲。

「上次你說有一點緊張，給你加了一些血清素，覺得如何？」

「的確是有一點進步。沒有那麼容易緊張了，現在也能夠外出乘搭交通工具。」

「這很不錯。」

「我現在嘗試自己慢慢減藥，不想吃太多鎮靜劑，這對身體不好。」

這位病人是鎮靜劑成癮的患者。跟很多其他同類型患者一樣，他本身也有一點焦慮症，需要服用血清素。

很多人鎮靜劑上癮，是因為本身的焦慮問題，需要使用鎮靜劑來控制。但因為鎮靜劑的藥性容易令人產生依賴，或者因患者不知不覺間越吃越多，導致其後每次需要更多的分量，才能產生應有的效果。

這個病人有點不同。

「你所説的鎮靜劑,是説藍精靈(咪達唑侖,midazolam)嗎?」

「是的,醫生。」

醫生看一看電腦,上一次他每天吃兩粒。

「減了分量也很好啊。現在吃多少粒?」

「一日大概三粒,會慢慢減的了。」

藍精靈在公立醫院精神科不是處方藥物,我們不會向病人供應這一種藥物。有些病人會從私家醫生手裏取得處方,有些人則會從相熟藥房購買。還有一些另類供應,醫生對此也不是十分清楚。

為什麼醫管局沒有提供這種藥物給予精神科病人?因為對比起其他常見的鎮靜劑,這種藥物更容易讓人上癮,更加危險。

這位病人與別不同,因為這位病人服用鎮靜劑的原意不是為了讓自己冷靜,而是用來麻醉自己,作為吸毒之用。

「那麼白粉(海洛英,heroin)呢?最近有沒有『玩』?」

「沒有啦沒有啦。」

「真的沒有?那為什麼還在『玩』藍精靈?」

「真的。我還想到戒毒中心去,現在還在計劃當中,但是一定會去的。醫生,請相信我。」

藍精靈可以口服。但對於對海洛英上癮的患者來說,將藍精靈壓碎,跟海洛英一起打進靜脈之中,是一件非常快慰的事。這位病人過

往一直有服食海洛英的習慣，現在只是服用藍精靈而不服用海洛英，讓人感到奇怪。

翻查病人的紀錄，病人每次也說計劃到戒毒中心，徹底戒除毒癮。但是每當醫生表示可以提供協助的時候，他卻表現退縮，說要再安排生活上的一些事情。

這情況的出現，有時候是因為醫生太過囉嗦，有時候是病人害怕讓醫生知道得太多。他們都會隱瞞自己的濫藥習慣，在醫生面前裝得像一個乖寶寶。他們說會考慮戒毒，實質像尖沙咀那唱片舖一樣，永遠貼上「最後數天」的字句，卻原來只是一句宣傳口號。

Substance Substance Substance Substance Substance Substan
Abuse Clinic Abuse Clinic Abuse Clinic Abuse Clinic Abuse Clinic Abuse C
Substance Substance Substance Substance Substance Substan
Abuse Clinic Abuse Clinic Abuse Clinic Abuse Clinic Abuse Clinic Abuse C
Substance Substance Substance Substance Substance Substan
Abuse Clinic Abuse Clinic Abuse Clinic Abuse Clinic Abuse Clinic Abuse C

陪着裝睡的人 做夢

有人以為在濫藥診所工作，天天面對吸毒的病人，必須板起面孔，像訓導主任一樣，嚴厲對待病人。每當發現病人吸毒，便應立刻加以訓斥，或者強制其入院治療。這其實是一個誤會。

「你最近怎麼樣？」

「還不錯。」

「間中仍會喝咳藥水，對吧？」

「已經少喝了。」

「一個星期大概喝多少次？」

「一兩次吧。」

「每次喝多少瓶？」

「這⋯⋯這大概兩至三瓶。」

翻查紀錄，這個病人濫用咳藥水的次數和分量，跟從前相比，根本沒有減少。但有些時候，分量沒有增多已經算是萬幸。至少病人沒有蓄意隱瞞，對醫生也尚算誠實。

適當劑量的咳藥水，可以用來止咳。但咳藥水含有的可待因

（codeine）及麻黃鹼（ephedrine），會令人產生欣快感覺，容易被人濫用。加上購買咳藥水門檻比較低，任意一間藥房也可能輕易買到。對比起冰毒（甲基安非他明，methamphetamine）或者海洛英的入手難度來說，實在是小巫見大巫。

「從前，你跟我們提及，服用咳藥水之後會出現幻聽。現在還有沒有類似經驗？」

「不會啦。要一次過服用四瓶以上，才有機會出現幻聽。」

「幻聽都在說些什麼？」

「迷迷糊糊的，全都記不起了。」

咳藥水中的麻黃鹼，長期服用會令人產生思覺失調的症狀。最常見的就是幻聽。

有的時候，病人可以清楚分辨什麼是幻聽，什麼是真實的聲音。但當症狀越趨嚴重，他們便會開始感到困擾，甚至會聽從這些聲音的命令，做出違反理智的行為。有人會傷害自己，有人會傷害別人。

這個病人有幻聽的歷史，但他心中也有分寸，知道哪一個劑量會使自己失控。言談之間，他雖然未有戒除咳藥水的打算，但像是能把濫藥的風險維持在可接受的水平。

面對濫藥的病人，醫生的工作有時只能如此。承認病人不能戒除毒品的這個現實，轉而減少毒品對病人的風險和損害。

「那你平時喜愛做什麼？」

「還是像往時一樣，會出街閒逛，我最喜愛的是行山。每週都會

遠足一次，呼吸新鮮空氣。」

「行山很好，強身健體。醫生也要像你一樣，多多行山，消耗脂肪才對。」

「哈哈哈哈。」

「咳藥水方面，記住要控制分量，慢慢減慢慢減。正如你剛才所說，喝得太多，對身體有害無益。到時候便不能像現在一樣，時常去遊山玩水啦。」

有人説過，你永遠不能叫醒一個裝睡的人。這非常的正確。睡覺其實沒有什麼不對，只是睡得太久，正經事我們都不會做了。

我們不能叫醒裝睡的人，卻可以嘗試設身處地，走進他們的夢中。不要急着叫醒他們，卻是要嘗試着瞭解和認同他們比較健康的想法。慢慢他們會意識到，長期在虛幻之中，未必比面對現實理想。

Substance   Substance   Substance   Substance   Substance   Subst
Abuse Clinic   Abuse Clinic   Abuse Clinic   Abuse Clinic   Abuse Clinic   Abuse
Substance   Substance   Substance   Substance   Substance   Subst
Abuse Clinic   Abuse Clinic   Abuse Clinic   Abuse Clinic   Abuse Clinic   Abuse
Substance   Substance   Substance   Substance   Substance   Subst
             Abuse Clinic   Abuse Clinic   Abuse Clinic   Abuse Clinic   Abuse

這是給誰的
懲罰？

有的時候，以為自己做對了，卻原來都是錯的。而替你指正這個錯誤的，很不幸地，往往是你的上司。

「請坐。咦，今次早了兩個星期來覆診，是什麼原因？」

「哦，沒什麼原因，只是把藥弄丟了。」

「沒什麼問題，我們重新給你配藥便是。情緒如何？還有沒有緊張的情況？」

「其他都很穩定。吃得好，睡得好。謝謝了醫生。」

這個焦慮症的病人，因為同時有濫用咳水的習慣，一直在濫藥治療診所覆診。小鳥醫生對他的印象，是一個時常緊張，但彬彬有禮的中年男子。

在診所之中，有些病人會假裝弄丟藥物，其實是想多配安眠藥或者鎮靜劑。小鳥醫生翻翻紀錄，病人的處方之中，根本就沒有安眠藥或鎮靜劑，自然放心替病人重新配藥。

大概兩三星期之後，偶爾在醫院碰到上司，卻發現自己差點犯下大錯。

「上次你是不是看過那一位病人？」上司問，「上星期，他又到診

所作不依期覆診。」

「他……他又是在說自己的藥給弄丟了嗎？」

「哈哈哈哈。」

「對不起，下次會弄清楚一點的。」

「不要緊，不要責怪自己，他一直是這樣。只是你初來報到，自然不清楚來龍去脈。下一次覆診的時候……」

「我不會給他太多藥物的了。最多一次兩個星期分量，免得他早早把藥物吃光。」

「這就對了。雖然他服食的不是安眠藥和鎮靜劑，但這個病人，有時候緊張得不能自控，喜歡自行把分量提高。若果不小心超過了藥物的最高分量，那便容易出意外了。」

相信對於任何「打工仔」，工作出現錯誤卻給上司發現，是一個很不好的結果。那時候小鳥醫生剛剛加入醫院的濫藥治療團隊，人生路不熟，這是很好的一課。

小鳥醫生很容易受騙，但上當一次之後就會馬上學乖。過了幾天，在診所又看見同一個病人。這次算他倒霉了。

「你好。最近怎麼樣？」

「最近還不錯。上次醫生給我重新配藥，藥物分量剛剛好夠我今天到你這裏來。」

「那便好了。情緒各方面有沒有問題？」

「沒有。給我重新配藥便可以了。」

「好吧。雖然你情況穩定,但醫生也想多見見你。平時我們每月覆診一次,現在我們每週覆診一次吧。」

「每……每週?」

上司建議繼續每月覆診一次,不過要求病人每週親臨藥房,每次只容許他拿走一週分量的藥物。小鳥醫生卻要求每週覆診一次。病人每次得到處方更加麻煩,醫生的工作量也更加繁重。但這一切的成本,卻是為了病人的身體健康設想。表面上的雙輸,是為了長遠的雙贏。

Substance   Substance   Substance   Substance   Substance   Substa
Abuse Clinic Abuse Clinic Abuse Clinic Abuse Clinic Abuse Clinic Abuse
Substance   Substance   Substance   Substance   Substance   Substa
Abuse Clinic Abuse Clinic Abuse Clinic Abuse Clinic Abuse Clinic Abuse
Substance   Substance   Substance   Substance   Substance   Substa
Abuse Clinic Abuse Clinic Abuse Clinic Abuse Clinic Abuse

醫生也要
耍一耍壞

　　精神科病人忘記覆診，司空見慣。這個現象，在有濫藥問題的病人之中尤其嚴重。醫生處理這一類問題，一般不會責怪病人，心裏只擔心一件事情。

　　「醫生你好。」

　　「你好。咦，上一次沒有來，是不是？」

　　「是的。我……我忘記了，那天好像很忙。還有……」

　　「那你夠不夠藥？」醫生緊張地問。

　　醫生最擔心的，是病人有沒有足夠的藥物。一般而言，病人的家中會有很多儲備。即使忘記覆診一兩次，也不會影響治療。

　　「我的藥物足夠。」

　　「那便好了。」

　　「因為我平時也不常吃。可能是兩天吃一次，睡覺不好才吃。家裏一直有藥物儲備。」

　　「這……」

　　原來足夠的藥物儲備，並不代表病人精神狀態健康。眼前的這個病人，就是一個最佳的反面例子。

　　這個病人服用的也不是一般藥物。他從前濫用冰毒和大麻（cannabis），繼而產生思覺失調症狀，需要長期服用抗思覺失調藥，對抗幻聽和妄想。

　　沒有依從醫生指示服藥，會增加復發風險。若果病人敵不過誘惑，重新服用冰毒和大麻，便會更加危險。

　　「這樣好像不太好。藥還是每天吃的好。」

　　「知道了知道了。」病人帶着口是心非、心不在焉的樣子。

　　醫生翻一翻排版[1]，「根據你過往的紀錄，兩年多前，你還沒有服用這種藥物。對吧？」

　　「應該⋯⋯應該是的。」

　　「那麼，醫生在那時候給你處方什麼藥物？」

　　「我⋯⋯我不記得了。」

　　小鳥醫生翻查排版，看見病人在兩年多前還在使用針劑抗思覺失調藥物。病人需要每四星期注射一次針劑，後來因為家屬和病人強烈要求，才轉為口服藥物。

　　「你那時獲處方的是針劑藥物。若果現在沒有遵從指示服用，一旦復發，便有機會入院⋯⋯」醫生義正詞嚴的説道，「⋯⋯重新注射針劑。」

「我……我知道的了，醫生。」

有濫藥問題的病人一般有一點壞。要讓他們乖乖，醫生也要嘗試耍一耍壞。

---

1. 排版，即醫院裏病人的紙本病歷。

Abuse Clinic Abuse Clinic Abuse Clinic Abuse Clinic Abuse Clinic Abuse
Substance Substance Substance Substance Substance Subst
Abuse Clinic Abuse Clinic Abuse Clinic Abuse Clinic Abuse Clinic Abuse
Substance Substance Substance Substance Substance Subst
Abuse Clinic Abuse Clinic Abuse Clinic Abuse Clinic Abuse Clinic Abuse
Substance Substance Substance Substance Substance Subst
Abuse Clinic Abuse Clinic Abuse Clinic Abuse Clinic Abuse

欺詐中的
欺詐

有沒有看過《欺詐遊戲》這一套日劇？女主角因為愚蠢和不小心，被迫參與欺詐遊戲。在欺詐遊戲之中，需要跟其他遊戲者互相欺騙，以獲取勝利。一旦失敗，便要賠償高額罰款。

「醫生你好。」

「你好。最近怎麼樣？」

「最近……唉。」

醫生已經跟進這個病人兩年，他的情況一直非常穩定。原本他因為服用冰毒出現思覺失調的症狀。但他戒毒已久，一直按時服藥，按道理不會無故出現問題。

「你看起來像有一點不開心，發生了什麼事情？」

「醫生，我想我犯了欺詐罪。」

「欺詐罪？欺詐些什麼。」

「欺詐……綜援金。」

綜援金欺詐案時有發生，有些人會隱瞞婚姻狀況，在離婚後繼續領取另一半的綜援金；有些人則會隱瞞就業或者資產狀況。綜援金的

審批其實非常嚴格，需要林林總總的資產證明文件，但在這些審查之下卻也總有漏網之魚。

「為什麼他們會說你欺詐綜援金？」

「我也不知道。只是社工有一天跟我說，他們發現我一邊在工作，一邊領取綜援，說要舉報我犯了欺詐罪。」

「那麼，你究竟有沒有這樣做？」

「我只是非常間中地做兼職工作，按道理也沒有超過入息限制。」

小鳥醫生一聽，發覺事情沒有那麼簡單。病人可能未必弄清來者身份，「社工」未必是社工。先不論社工身份，病人也可能中了計。兼職工作通常以現金或者現金支票支薪，普通負責外展服務的社工沒有權限得知，也沒有理由比其他政府部門優先得到這方面的資訊。按理推測，這可能是社工的故意試探。

事實上，對於領取綜援的精神科病人來說，讓他們嘗試一下兼職工作，也是無可厚非。只是上了軌道，成功轉換全職之後，他們就必須申報，否則會造成社會不公。

小鳥醫生勸病人不要焦急，告訴他一般被控的綜援詐騙案例，與他此時此境的分別。當然也要他小心為上，如果收入超過某個限額，也應該向上呈報。

「過了兩個月，現在情況怎麼樣？」兩個月之後的覆診，小鳥醫生還記得這個病人的情況。

「我沒有怎麼理會那個社工。現在事情不了了之，他只是叫我繼續覆診。」

「那麼工作呢？」

「我……我現在也不敢工作了。」

社工的如此做法，的確是本着正義之心；再加上病人本身有濫藥習慣，難免被加上壞人的標籤。但這種行為，對於那些有意重回正軌的病人來說，卻可能令他們對工作產生畏懼，乾脆繼續向政府伸手要錢。

《欺詐遊戲》的結局引人深思。經過無數回合的欺詐遊戲，玩家終於發現，贏出遊戲的唯一方法，就是大家都不要欺詐，團結一致，對抗欺詐遊戲的主辦團體。

Substance Substance Substance Substance Substance Substa
Abuse Clinic Abuse Clinic Abuse Clinic Abuse Clinic Abuse Clinic Abuse
Substance Substance Substance Substance Substance Substa
Abuse Clinic Abuse Clinic Abuse Clinic Abuse Clinic Abuse Clinic Abuse
Substance Substance Substance Substance Substance Substa
Abuse Clinic Abuse Clinic Abuse Clinic Abuse Clinic Abuse

醫生的
太極招式

到精神科診所覆診的病人，都有着不同的訴求。

有些人情緒不穩定，或者睡眠質素出現問題，他們要求醫生處方或者更改藥物，甚至加大藥物劑量。對於這一類型的病人，憑着專業知識應付，沒有什麼難度。

可是，有些病人的訴求，卻往往讓人無從入手。

「醫生你好。」病人特別恭敬的說。

「醫生你好。」原來病人的爸爸來陪他覆診。

「你好。最近怎麼樣？」

「最近真的不是太好。」

「對啊，醫生。你可不可以幫一個忙？」旁邊的爸爸插嘴道。

這個病人過往長期濫藥，也曾經因為毒品，干犯不少罪行。長期吸食毒品，令他出現精神分裂，需要定期覆診吃藥。

但是他洗心革面重回正軌，願意入住中途宿舍。因為環境轉變，吸毒也沒有以前般頻密。現在也有在幹一點兼職，漸入佳境。

「要醫生幫忙些什麼？」

25

「是這樣的，醫生。我想拿回我的駕駛執照，想看看你可不可以幫幫忙。」

「誰拿走你的駕駛執照？」

「是中途宿舍的職員，他說我現在不適合駕駛。但我現在情況穩定，他們偏偏懷疑我最近在吸毒。」

旁邊的爸爸也加插意見，「對啊，怎麼可能不讓他駕駛？這是他的自由。」

是誰拿走了他的駕駛執照？事實上，根據道路交通規例，若果道路使用者患上某種特定的疾病，他們將不獲允許駕駛。例子有如癲癇症、任何導致突然昏倒的疾病、精神紊亂以致需要強制入院、不受控制的糖尿病、任何導致肌肉不受控制的情況，以及視力問題。

規例沒有明文規定吸毒人士不能夠駕駛。但事實上，任何可能令駕駛者危及公眾安全的疾病和傷殘，也是禁止駕駛者駕駛的一個充分理據。

中途宿舍不只提供住宿，還有不同職員觀察舍友的精神狀態。他們沒收駕駛執照的這個行為，也可能有他們的原因。

「道路交通的法律，醫生也不是很清楚。這樣吧……」

「怎麼樣？」

「現在替你轉介社工，看看能不能夠提供幫助。」

「社工真的有這個能力幫忙嗎？」

「談一談天，瞭解一下，也是好的。還有……」醫生看一看電腦

紀錄，「你在多年前好像有癲癇紀錄。對吧？」

「這也真的很多年前。現在已經非常穩定，應該與駕駛執照無關。」

「可能也有關係的。快點爭取時間，在醫務社工未下班之前，趕快跟他們談談。」

其實小鳥醫生心知肚明，即使見了醫務社工，也未必可以立即拿回駕駛執照。但社工更加清楚相關程序，倘若病人真的是含冤受屈，社工也可以提供協助。

在回覆駕駛執照一事上，病人的癲癇歷史可說是神來之筆。雖然規例上癲癇症不能駕駛，但若果情況穩定，加上醫生確認，也是可以斟酌。這個病人的執照被中途宿舍拿走，未必完全是因為他的癲癇症。但這是一個轉移視線的好方法，令病人稍安無躁，讓他不要再執著於自己被誣衊吸毒的委屈。

醫生不是萬能。面對不同的訴求，自己力有不逮的時候，也只有使出家傳武功——耍太極。

Substance Substance Substance Substance Substance Subst
Abuse Clinic Abuse Clinic Abuse Clinic Abuse Clinic Abuse Clinic Abus
Substance Substance Substance Substance Substance Subst
Abuse Clinic Abuse Clinic Abuse Clinic Abuse Clinic Abuse Clinic Abus
Substance Substance Substance Substance Substance Subst
Abuse Clinic Abuse Clinic Abuse Clinic Abuse Clinic Abus

真假自殺的 處理方法

跟別的專科不同，精神科病人的死因，多數不是因為身體疾病。

在精神科工作，每天面對無數病人，不少會向醫生表達自殺念頭。但到最後，當中的 99.9% 也會完好無缺。

「最近的情緒很差，對吧？」

「是的，醫生。我開始有……我開始有一些奇怪的想法。」

「什麼奇怪想法？」

「就是在上星期……上星期我獨自在家，想着想着，便……」

這個病人有濫用冰毒的習慣。幸好只是小量，至今還沒有對腦部造成什麼損害。只是他的背景複雜，缺乏家庭溫暖，導致性格出現一些問題。

他經常自殘。雖然沒有抑鬱症狀，但他不時會感到空虛。面對負面情緒，他抒發的方法就只有剁手。病人剁手也有他的技巧。他知道當中的解剖學，身經百戰，不會誤傷筋骨。

醫生一般會將他們標籤為「邊緣型人格障礙」。這種病人整天「要生要死」，嚇死不少經驗尚淺的醫生。到頭來卻沒有一次自殺成功，只是不斷入院，讓大家白忙一場。

「你這次是⋯⋯」醫生緊張地問。

「我最後走上了天台。」

「天台？你這是想⋯⋯」

「我到了天台邊緣坐下，兩隻腳在半空中搖擺。這是一種很特別的感覺。」

「原來如此。那你坐在天台邊緣的時候，腦子在想什麼呢？」

「也有想過自殺。雙眼望着半空，看着看着，原來死亡離自己這麼近。我本身有畏高的問題，但是面對着死亡，摩天大廈好像也沒什麼大不了。這種感覺真是奇妙。」

病人説得輕描淡寫，聽眾卻是暗自心寒。有人認為這是人格障礙的患者博取注意的一種方法，也有人説這是一種表達手法，宣洩內在長期的不安和空虛。而結論是殊途同歸：病人最終也不會自殺。

這當然也有道理。邊緣型人格障礙的病人，自殺的失敗率奇高，因為他們根本沒有決心去死。但有時候原以為最安全卻是最危險，小鳥醫生最近幾年見過一些同類的病人進入深切治療部，甚至意外死亡的例子。

「看來你的情緒真的不是太好。這樣吧，不如入院休息休息。」

「入精神病院？」

「對呀。進入醫院之前，有些規矩要跟你先説清楚。」

「那些規矩我都知道。規定的探病時間、不准用手機、失去自由⋯⋯」

「但是你真的有危險。」

「我不會再這樣做的了。我承諾。我這只是説説而已，從來沒想過自殺。」

「真的嗎？」

「真的。」病人堅定地點頭。

「還可以有另一個選擇。我們縮短覆診期，改為每星期見醫生一次。還要將你的個案轉介社康姑娘作定期家訪。這樣好不好？」

「每個星期也要覆診，還要做家訪？不要吧，醫生，我説説而已。」

小鳥醫生其實是一個非常怕麻煩的人。面對這種病人，最懶惰的方法就是對他們的自毀想法一笑置之。若要真正應付，只好使用比他們更麻煩的方法。真正有自殺念頭的病人固然會獲益，但如果是因為人格問題引起的自殘，這一種做法，也可以減少他們繼續傷害自己的誘因。

Substance Abuse Clinic Substance Abuse Clinic Substance Abuse Clinic Substance Abuse Clinic Substance Abuse Clinic Substa Abuse

Substance Abuse Clinic Substance Abuse Clinic Substance Abuse Clinic Substance Abuse Clinic Substance Abuse Clinic Substa Abuse

Substance Abuse Clinic Substance Abuse Clinic Substance Abuse Clinic Substance Abuse Clinic Substance Abuse Clinic Substa Abuse

中途宿舍的
另一個功用

　　根據政府官方網站的簡介，中途宿舍的服務宗旨，是要為精神病康復者提供過渡性質的住宿服務，讓他們提升獨立生活的能力，繼而重投社會。但是對醫生來說，中途宿舍可能還有其他的功用。

　　「請坐。最近怎麼樣？」

　　「沒有怎麼，很好。」

　　「真的很好？」

　　「很好。沒有什麼問題。」

　　「那麼工作如何？」

　　「工作少了一點，是因為經濟不景吧。還有最近不小心跌倒，撞傷了頭。先休息一下吧。」

　　這個病人早年因為藏毒被捕，出獄之後長期失業，流離失所，迫於無奈在公園露宿。幸好社工協助，替他安排中途宿舍，現在總算有瓦遮頭。

　　中途宿舍當然會鼓勵他們多找工作，重投社會。但是有濫藥病史的病人，中途宿舍的職員還是會小心一點。

「為什麼撞傷了頭？這麼不小心。」

「就是閒時出去釣魚，站在石塊之上，一不小心便應聲滑倒，撞傷了頭。」

「原來如此。咦？但你頭上好像有多於一處傷痕。跌倒了很多次嗎？」

「對……對……同一天跌倒了三次。」

其實在病人進入診症室之前，病人所居住的中途宿舍已經向醫生遞交報告，告訴醫生病人最近的情況。

沒錯，病人最近經常跌倒，但不是因為參與釣魚這項戶外活動。在院舍之中，職員發現病人經常步履不穩，迷迷糊糊似的，曾經數次跌倒。他們懷疑病人最近濫用藥物，建議醫生多加注意。

醫生拿出報告，「中途宿舍給我們的報告，說你最近的精神狀態不是太好。他們有一點擔心。」

「是嗎？沒有可能。」

「最近有沒有濫用藥物？」

「當然沒有。沒有玩那玩意很久了。」

「原來如此。那麼，等一會兒讓我們替你驗一驗尿吧。」

「不要驗尿好嗎？這分明是對我的不信任。」

「其實我們只是有一點擔心。驗尿不是強制的，中途宿舍也有他們的規矩。如果他們發現舍友持續濫用藥物，迫不得已之下，也要把

他們踢出院舍。你也不希望他們這樣做吧。」

「但我真的沒有吸毒。」

「不要緊。一個星期後回來覆診，讓我看看你的情況吧。」

「一個星期？這麼的頻密。」

正所謂清者自清。沒有吸毒的病人，一般也不會拒絕驗尿。有不少病人甚至主動提供尿液的樣本，希望證明自己清白。病人這麼的避忌，很難不讓人懷疑。

在濫藥治療診所覆診的病人，一般對醫生不是那麼坦白。就像這個案例，若果不是中途宿舍的報告，小鳥醫生也不會發現病人的潛在危險性。中途宿舍妙用無窮！

失憶諒解
備忘錄

　　精神科專科診所之中，病人如果希望在預約期之前早一點覆診，可以嘗試排隊使用當日的「不依期覆診」。

　　「不依期覆診」是一個特別的安排。病人需要在門診每日剛開門的時候到達診所登記，然後一直等候，直至醫生為當日最後一個預約病人診症之後，才可見醫生一面。而所見的醫生，也未必是自己的主診醫生。

　　由於這個安排為病人造成不少麻煩，一般病人不是十萬火急，也不會出此下策，使用「不依期覆診」服務。

　　「咦。早來了一個星期，是什麼原因？」

　　「也沒什麼原因。只是⋯⋯只是有些藥物遺失了。」

　　「原來如此。那是多少天之前發生的事情？」

　　「這是⋯⋯這是昨天的事了吧？醫生，我只是想要回我的藥。拜託拜託。」

　　濫藥治療診所也有提供不依期診症的服務。只是病人覆診的原因，跟其他精神科病人有些少分別。

　　比如說，有濫藥問題的病人，時間觀念比一般的病人差。他們時

常忘記覆診，未能及時取得藥物，結果需要不依期覆診。也有些病人因為忘記覆診，而被終止綜援金或者傷殘津貼，需要提早覆診，讓醫生簽妥文件。

「我記得大概一個月前也見過你。」

「是的，上一次也是不依期覆診。」

「一個月前，你也是跟我説不小心把藥物遺失了，你記得這件事嗎？」

「好像……好像是的。」

「那為什麼如此不小心？生活的其他方面也是如此嗎？有沒有察覺記憶力衰退的跡象？」

「也……也沒有這麼誇張。不要説這麼多了，醫生，我待會兒有約，快點給我配藥吧。」

濫藥病人不依期覆診的另一個原因，就是他們喜歡藉遺失藥物這一個藉口，要醫生處方更多的藥物。當中很多時候包括安眠藥和鎮靜劑這些容易被濫用的藥物。

醫生當然不能夠助長他們的行為，但同時也不能夠隔岸觀火，完全不把他們的訴求當成一回事，因為我們根本不可以排除藥物遺失的這一個可能性。醫生陷入了兩難的局面。

「好吧。藥物可以配給你，但是……」

「但是什麼？」病人緊張地問。

「只給你數天的藥物。下星期你要回來覆診，再跟你的主診醫生

談談。」

「只得幾天的藥物⋯⋯」

「還有⋯⋯」

「還有什麼？」

「如果下次遺失藥物，我們也不能夠再給你補充。這是診所的規定，我們也愛莫能助。」

面對這一類病人，其中一個有效的方法就是將覆診期的相隔日子縮短。有些醫生也會特別要求藥房每次只給病人一個星期的處方，在這情況下，病人需要每個星期來到藥房配藥。這樣會給病人製造麻煩，但也會減少病人濫用處方藥物的情況。

偶爾一兩次失憶，醫生當然會明白。但事件重複發生，難免會令人起疑心，醫生也不可能諒解。

Substance Substance Substance Substance Substance Substa
Abuse Clinic Abuse Clinic Abuse Clinic Abuse Clinic Abuse Clinic Abuse C
Substance Substance Substance Substance Substance Substar
Abuse Clinic Abuse Clinic Abuse Clinic Abuse Clinic Abuse Clinic Abuse C
Substance Substance Substance Substance Substance Substar
Abuse Clinic Abuse Clinic Abuse Clinic Abuse Clinic Abuse C

我是菜市場
的老闆

對於精神科醫生來説，社康護士是一個很好的合作夥伴。

在門診之中，我們只能給予每個病人五至十分鐘時間，這遠遠不夠作出精確診斷。社康護士卻可以定期家訪，致電慰問病人及其家屬，監察病人情緒，然後再報告醫生。他們實在是好幫手。

「醫生，為這個病人應診之前，有點事情想報告。」社康護士走進診症室。

「是怎麼的一回事？」

「這個病人，」指指手裏的紀錄，「他最近拒絕我們的探訪。」

「那麼，他的心理狀態有沒有問題？」

「這跟平時差不多，只是一直有些殘餘的思覺失調症狀，經常害怕別人下降頭。」

「原來如此。那叫他進來談一談吧。」

小鳥醫生與這個病人相識已久，他早前因為濫用冰毒和咳藥水，產生思覺失調症狀，及後演變為精神分裂。他需要定期覆診吃藥，但是一直對治療有點兒抗拒。

37

他的情況不甚穩定的時候，覆診日期相對頻密，還需要每四個星期注射抗思覺失調藥，以免他因為忘記服藥而復發。他對此非常厭惡，認為頻密的覆診令他失去個人時間。可幸之後病人情況好轉，經過多番談判，針劑轉為口服藥，病人覆診期的相隔日子亦可延長一點。

「請坐。」

「你好，醫生。」

「最近怎麼樣？」

「還是老樣子，沒有什麼不正常的地方。」

「有沒有找工作？」

「還在找，尚未成功。」

「那麼，最近有沒有被人下降頭？別人有沒有對你不好？」

「沒有。」

轉過頭問病人爸爸：「爸爸覺得他如何？」

「也沒有什麼。」爸爸冷靜地回答。

不是每個病人也需要社康護士陪診。有些病人情況穩定，準時吃藥，社康護士的服務便略嫌多餘。

這個病人情況穩定，爸爸的話可信性亦高，社康護士的服務其實沒有什麼迫切性。只是他過往的歷史實在太過反覆，突然取消社康護士的服務，恐怕不怎麼安全。

「剛才社康護士跟我提及，你不是太喜歡家訪，對吧？」

「這些服務我不需要啦，留給有需要的人比較好。」

「這個沒有問題。其實社康護士是醫生的另一雙眼，協助我們看清楚你們的精神狀態。如果取消的話……」

「就取消吧，好嗎？」

「如果取消了社康護士的服務，醫生便不能夠清楚知道你的狀況，那麼覆診便需要更加頻密。我想，覆診期需要由每十二星期一次，加密到每四星期一次。你覺得怎麼樣？」

「來得這麼頻密！？」

「對啊，我們醫生不放心嘛。」

「不用了不用了。我不要這麼麻煩，要家訪就隨他吧。」

病人跟其他人一樣，也懂得討價還價，為自己爭取最大利益。就像這個病人一樣，不喜歡跟醫護人員打交道，希望盡量把覆診期延長，最好就是不用見醫生或護士。

我們不能夠完全滿足病人的每一個要求，身為醫護人員，需要從病人的健康角度着想。醫生每天就像菜市場的老闆一樣，跟每一個病人討價還價，除了「推銷」產品和服務的好處，也要讓對方知道不「光顧」的損失和代價，予他們比較和選擇。

Substance Substance Substance Substance Substance Subst
Abuse Clinic Abuse Clinic Abuse Clinic Abuse Clinic Abuse Clinic Abuse
Substance Substance Substance Substance Substance Subst
Abuse Clinic Abuse Clinic Abuse Clinic Abuse Clinic Abuse Clinic Abuse
Substance Substance Substance Substance Substance Subst
Abuse Clinic Abuse Clinic Abuse Clinic Abuse Clinic Abuse Clinic Abuse

繫在驢子頭上
的一根蘿蔔

每次看診，總會遇到一兩個態度比較差的病人。

態度差其實並不代表什麼，可能只是當日他的情緒不穩，也可能是他最近的壓力太大。但也有其中一個可能性，就是病人的人格有問題，喜歡操控醫護人員，來獲取自己心裏的所得所想。

就像眼前的這個病人，遲到了一個半小時，嚴重影響診所運作。千呼萬喚始出來，病人推門而進，卻是一副輕佻的模樣。

「你好，請坐。」

「嗯。」

「你從來沒有到來這裏看病，是嗎？」

「嗯。」

「轉介信提及到，你有濫用咳水的問題……」

「也不能說是濫用，只是平時經常出現幻聽，服用咳藥水之後，竟然紓緩了不少。」

小鳥醫生開始奇怪，服用過量咳水會導致幻聽，這是已知的事實。但用咳藥水來治療幻聽，實在是聞所未聞。可能病人是想藉着這

個故事欺騙醫生，希望向醫生索取更多的咳藥水。

「那麼，你是想要我們處方咳藥水給你嗎？」

「當然不是。」病人漫不經心地說：「只是看看你們有沒有其他的藥物，能夠控制我的幻聽。」

醫生放下心頭大石，「藥物當然是有。但長期服用咳水會令幻聽惡化，這點你可要小心。」

「嗯。」

「那麼安眠藥呢？轉介信上說明，你也有服用安眠藥的習慣。」

「每天一次，每次兩粒吧。也不是每晚都吃。」

「那麼，不如我們給你處方一些協助睡眠的藥物。那些藥物不是安眠藥，產生依賴的風險比較低。」

「你喜歡怎樣便怎樣吧。」

究竟這個病人想要些什麼？一開始以為他想要咳藥水，他卻無動於衷，只想要藥物去治療他的幻聽。然後以為他想要安眠藥，但他對安眠藥不是十分依賴，也從來沒要求醫生處方任何安眠藥給他。

「那最近怎麼樣？平常都做些什麼？」

「沒有工作啊。一直拿綜援，賦閒在家，照顧爸爸。媽媽因為健康問題在老人院，最近情況也十分穩定。」

「有沒有其他壓力？」

「也沒有什麼壓力，情緒十分穩定。」

「好吧。既然如此，我們便先給你處方剛才提及的藥物。由於你第一次前來應診，我們需要替你抽血和驗尿作檢驗。」

「這麼麻煩的事，還是不要做吧。下次我來再決定。」

小鳥醫生斜眼盯着病人。究竟他是來看醫生，還是想來找人談談天？病人一般不會拒絕抽血和驗尿，因為他們既然來到濫藥治療診所，都是希望能夠獲得健康。

眼看着病人正要離開診症室之際，病人突然回頭問：「醫生，我可不可以拿傷殘津貼？」

「傷殘津貼有它的審批要求，我們需要多點時間去瞭解你的情況，看看你是否合乎資格。」

「這麼麻煩。」

「不如這樣吧，往後你定期來覆診，配合我們的治療，準時吃藥，抽血驗尿，然後我們再作決定吧。」

不是每個病人也懂得傷殘津貼這一種東西，病人明顯有備而來。幻聽症狀可能是幌子，他真正需要的，是香港政府每個月二千港元的津貼。

社會資源有限，醫生不能夠向每個病人都發放傷殘津貼。病人需要完全喪失工作能力，才有領取津貼的資格。這個病人希望操縱醫生達到自己的目標，但醫生也不是省油的燈，利用他對津貼的渴求，就像繫在驢子頭上的一根蘿蔔，嘗試讓他配合治療。

Substance Substance Substance Substance Substance Substa
Abuse Clinic Abuse Clinic Abuse Clinic Abuse Clinic Abuse Clinic Abuse
Substance Substance Substance Substance Substance Substa
Abuse Clinic Abuse Clinic Abuse Clinic Abuse Clinic Abuse Clinic Abuse
Substance Substance Substance Substance Substance Substa
Abuse Clinic Abuse Clinic Abuse Clinic Abuse Clinic Abuse

努力把關的
小齒輪

香港住宅房屋資源緊缺，不少人窮一生之力，也不能夠安居樂業。即使像小鳥醫生年過三十，也未必有能力買到理想居所。

「最近怎麼樣？」

「還是像過往一樣，情況穩定，情緒也沒有什麼起伏。」

「那便好了。睡眠怎麼樣？」

「睡眠也很好。身體沒有什麼不舒服。」

小鳥醫生最愛見這一類病人。情緒穩定，一切照舊，輕輕鬆鬆又完成一次診症。要知道公立醫院的精神科門診非常擠擁，醫生診治病人的時間不多。情況穩定的病人大大減輕了醫生的工作壓力。

這位病人年輕時染上毒癮，幾乎什麼種類的毒品也吸食過，他甚至曾經加入三合會，干犯過不少罪行，但歷盡千帆後現已改邪歸正。雖然他一直無業，需要依靠綜援過活，但總算沒有像從前作惡多端。

「這樣便好了。那最近喜歡做什麼？」

「沒有做些什麼，最近沒有工作。」

「在空閒時間有沒有做其他活動？」

43

「我沒有什麼空閒時間啊,醫生。我經常要去看醫生、看牙醫、看物理治療,真的十分坎坷。」

「原來是這樣。」

「啊,醫生。」

很多病人也像這位病人一樣,沒有工作,沒有什麼嗜好。對有濫藥問題的病人來說,這對康復更加不理想。

還好醫生的記憶力尚未衰退,記得上次覆診,這位病人曾經投訴中途宿舍諸多管制,讓他尋找工作時困難重重。數個星期之前還這麼喜歡找工作,為什麼突然態度轉變,毫無動力的樣子?

「你想怎麼樣?」

「醫生,你可不可以給我寫一封信?」

「怎麼樣的信?」

「就是恩恤安置啊。我到精神科診所覆診,應該就是得了精神病。精神病患者有住屋的需要,所以請求你給我寫一封信,讓我盡快獲得公屋編配。」

「香港人人也有房屋需求,不止你一個。我們不能夠為每一個精神病人提供恩恤安置,對吧?」

「但是醫生……」

「就這樣吧,稍後就業情況好轉,慢慢找一份工作,一步一步走出中途宿舍。」

　　社會的資源不是無窮無盡，有人比喻為一個蛋糕，多分配給其中一方，另一方所獲取的資源便會減少。公共醫療的專家會制定政策，務求資源可以公平分配。而作為公立醫院中的小齒輪，醫生需要盡力把關，使適當的病人得到恰當的援助。

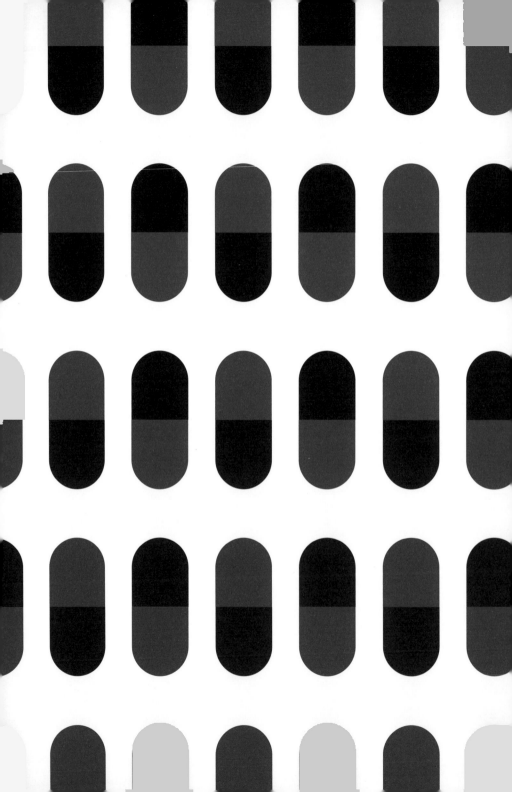

第二章

診斷備忘

有濫用藥物問題的病人，情況比一般精神病人複雜。他們有可能同時出現其他精神病或者身體上的疾病；他們的性格和社會背景，也需要醫生更深入的瞭解。

Substance Substance Substance Substance Substance Subst
Abuse Clinic Abuse Clinic Abuse Clinic Abuse Clinic Abuse Clinic Abus
Substance Substance Substance Substance Substance Subst
Abuse Clinic Abuse Clinic Abuse Clinic Abuse Clinic Abuse Clinic Abus
Substance Substance Substance Substance Substance Subst
Abuse Clinic Abuse Clinic Abuse Clinic Abuse Clinic Abus

福爾摩斯也 想不出來的原因

在濫藥治療診所覆診的病人，每當出現思覺失調症狀，醫生便會自動聯想，他們最近是否重投毒海，或者增加濫用藥物的分量。

「上次給你加了一點抗思覺失調藥物，覺得怎麼樣？」

「幻聽依然存在，只是好了一點。」

「幻聽都在說些什麼？」

「他們都在說一些詆毀我的話，說我如何不好，又要我去死。」

「看來這真的讓你感到很困擾哦。」

「是的。醫生可不可以再調整一下藥物？」

的確，在十多年前，這位病人曾經因為濫用冰毒，出現思覺失調症狀。那時候他看見幻象，同時也出現妄想迫害，需要入院治療。

但根據過往數年的紀錄，這病人一直潔身自愛，沒有濫用任何冰毒或者其他毒品的習慣。唯獨安眠藥實在戒不掉，但每天服用的分量也不是太多；況且，服用安眠藥導致思覺失調症狀的案例少之又少。

「上一次給你吃的藥，有沒有根據指引服用？」

「有的，醫生。」

「那吃下去有沒有感到不適？」

「這個……還可以。」

「那麼……那麼……最近有沒有服用冰毒？」

「毒品已經沒有碰很久了。不要擔心，醫生。」

有些時候，當直接詢問病人最近的濫藥習慣時，醫生難免出現尷尬，那好像是在表達出對病人的不信任。但事實上，很多在濫藥治療診所覆診的病人，面對別人如此這般的提問，早已經司空見慣。對醫生來説，只要閒話家常有禮貌的發問，他們一般也不會被觸怒。

眼前這位病人否認最近曾經濫藥，這也並非不可能。有些有濫用藥物病史的病人，尤其是冰毒的使用者，隨着年月，毒品對腦部的傷害會轉化成精神分裂。他們仍會出現思覺失調的症狀，即使在往後沒有濫用任何藥物。若果是這個原因，醫生惟有繼續替他們調整藥物。

「好吧，我們會再調整一下你的藥物。你……你最近有沒有什麼壓力或者不開心的事情？」醫生盡最後能力，探討病人復發的其他可能性。

「也沒有什麼，只是咳嗽了四個星期，現在還在咳嗽，應該慢慢好了。」

「四個星期？那麼你有沒有服用止咳藥水？」

「有啊，就是到藥房買的。」

謎底已經解開。原來病人的思覺失調症狀，並不是因為冰毒，也不是因為毒品對腦部的傷害所轉化的精神分裂症。而是因為止咳藥水

中的麻黃鹼。

　　小鳥醫生馬上向病人解釋情況，叫他停止服用止咳藥水。一來因為止咳藥水治標不治本，二來這就是幻聽的元兇。

　　病人滿意地步出房間。小鳥醫生心中也暗暗歡喜，覺得自己像一個偵探——雖然破獲案件充滿幸運的成分。

Substance Abuse Clinic Substance Abuse Clinic Substance Abuse Clinic Substance Abuse Clinic Substance Abuse Clinic Substan Abuse C

Substance Abuse Clinic Substance Abuse Clinic Substance Abuse Clinic Substance Abuse Clinic Substance Abuse Clinic Substan Abuse C

Substance Substance Substance Substance Substance Substan Abuse Clinic Abuse Clinic Abuse Clinic Abuse Clinic Abuse C

跟濫藥者
一起濫藥？

　　醫生只知道吸毒的壞處，但很少醫生可以站在吸毒者的立場，瞭解他們的所知所想，以及每天經歷的一切事情。

　　吸毒者吸毒，但這些毒是如何的吸？用什麼儀器？來貨是怎樣？價格最近有否變動？這一切，其實也與治療有關。

　　「上次你給我吃了一點大麻，為什麼好像沒有什麼反應？」這不是小鳥醫生的病人，而是小鳥醫生的一個海歸朋友，跟另一個海歸朋友的對答。

　　「我當初玩也有這個問題。其實是你吸的方法不對。」

　　「怎麼不對？」

　　「只是把大麻煙吸進去，大麻煙不能夠直達肺部。你需要把氣忍住，然後讓大麻煙慢慢經氣管滲透進入肺部。」

　　在外國一些地方，吸食大麻並不是非法的行為，對年輕人來說還是一種風尚。小鳥醫生當然沒有嘗試過吸食大麻，但這些海歸派的朋友，也是讓小鳥醫生大開眼界。

　　濫藥治療門診中的病人，當然不會如此巨細無遺透露自己吸毒的一舉一動。他們有的會支吾以對，吞吞吐吐；有的卻會說最近已經減

少濫藥習慣。

「最近還不錯嗎？」

「跟上次的差不多，生活沒有什麼壓力。」

「那麼止咳藥水呢，還有沒有在喝？」

「這……我喝的分量已經減少了，只是每星期一至兩瓶，主要是用來睡覺。」

病人果然是在吞吞吐吐。止咳藥水用來睡覺？小鳥醫生還是較少聽聞這個。一般病人服用止咳藥水，也是為了獲得當中的歡慰感。嗯，還是需要問得更深入一點。

「這個止咳藥水，到底是什麼牌子？」

「PEC。不喝睡不着，也沒有對它上癮，只是晚上喝而已。」

「原來如此。」醫生假裝懂，「不管怎樣，止咳藥水還是少喝為妙，慢慢將分量減輕吧。」

病人離開診症室之後，小鳥醫生偷偷地拿出手機，搜尋這隻止咳藥水的成分。要知道止咳藥水有很多不同的配方，有些牌子的止咳藥水，也真有可能讓人產生倦意。

結果讓人意想不到。病人沒有說謊，這一隻牌子的止咳藥水，也真的有讓人安睡的成分。小鳥醫生馬上在電腦記錄，希望在下次覆診時處方藥物，替代咳水之中讓病人安睡的成分。

站在吸毒者的立場，多點瞭解他們關於吸毒習慣的一切，也是一件很有意思的事。

Substance Abuse Clinic Substance Abuse Clinic Substance Abuse Clinic Substance Abuse Clinic Substance Abuse Clinic Substance Abuse Clinic
Substance Abuse Clinic Substance Abuse Clinic Substance Abuse Clinic Substance Abuse Clinic Substance Abuse Clinic Substan Abuse C
Substance Abuse Clinic Substance Abuse Clinic Substance Abuse Clinic Substance Abuse Clinic Substance Abuse Clinic Substan Abuse C
Substance Substance Abuse Clinic Substance Abuse Clinic Substance Abuse Clinic Substance Abuse Clinic Substan Abuse C

濫藥病人的
人格障礙問題

濫藥治療診所的病人，當中不少有人格障礙的問題。

兩者未必有因果關係。這個現象反而可以這樣理解：童年的經歷和家庭背景的缺陷，容易令小孩子誤入歧途，染上毒癮。而家人的悉心照顧對小孩子的人格發展非常重要，因此濫藥問題和人格障礙，可能是同一個原因造成。

「最近怎麼樣？」

「最近不是太好。」

「有什麼不開心的事情嗎？」

「也沒有什麼，就是不開心。」

眼前的這個病人，因為濫用K仔（氯胺酮，ketamine）和冰毒，需要到濫藥診所覆診。巧合地，這個病人有一點邊緣型人格障礙的特徵，例如經常覺得失落、空虛和寂寞。經驗尚淺的醫生可能會分辨不了，認為他們是抑鬱症發作，繼而處方抗抑鬱藥。隨後卻慢慢發現，抗抑鬱藥對這類型的病人沒有什麼效果。心病還需心藥醫。

眼前這個病人，口中訴說自己不安不快，但身上的裝扮經過細心打理，頭髮經過漂染，臉上有一點妝容，還佩戴着眼睫毛。抑鬱的病

人，一般沒有這樣的心力去裝扮自己。

「又是因為家裏的原因嗎？」

「家裏還是跟過去的一樣，爸爸媽媽經常吵架。」

「原來如此。情緒一定受到困擾，對吧？」

「現在我也選擇不理會他們，關上房門，做自己想做的事情。」

邊緣型人格障礙的形成，跟患者家庭背景息息相關。孩童時期照料不足，影響了依附關係的建立，以及自我形象的發展。有些病人長大之後，有幸及早離開家庭，遇上好的伴侶，問題得以減輕。而眼前的病人，年過三十還跟父母同住，情緒的波動彷彿永遠被父母牽繫着，人格障礙的問題也得不到紓緩。

「平時喜歡做什麼？」

「也沒有做什麼，都是待在家中看電視和上網。」

「有沒有出街玩呢？有沒有做些什麼運動？」

「最近也沒有。我沒有什麼朋友，可能是外形的關係吧。」

「那有什麼其他興趣？可以報讀興趣班，認識多些朋友，學習新的技能。」醫生繼續滔滔不絕，「或者我可以給你介紹醫務社工，看看他們有什麼適合你的活動。」

邊緣型人格障礙的核心，在於他們自我形象的缺陷。沉淪毒海濫用藥物，也是因為病人百無聊賴，生命之中就只有毒品，沒有其他正常朋友、社交或者工作。

　　鼓勵病人建立自己所識所長，可以讓他們一步一步確立自我形象，擴闊社交圈子，一石二鳥的去處理他們的濫藥和人格障礙問題。

踏在搖搖板
的另一邊

有時候，門診的病人會雀躍地告訴醫生他已經主動戒除毒品。每一次聽見病人這樣說，醫生總會欣喜若狂。

「你好，醫生。」

「你好。」醫生帶着太陽般的微笑，「最近怎麼樣？」

「還不錯。」

「平日做什麼？仍然在打遊戲機對吧？」

「是的。我在打《獵魔士》，平常也有做健身。」

這個病人一直有吸食大麻的習慣。因為長期吸食大麻，日積月累，病人開始有焦慮的症狀，需要到濫藥治療診所覆診，服用抗抑鬱藥。

小鳥醫生非常欣賞這個病人，因為在上一次的覆診中，病人主動透露已經戒除所有毒品。平常遇見的病人，即使有心，也未必有能力獨個兒戒除毒品，抵抗肉身對毒品的依賴。

病人在玩的這一隻遊戲，正是爸爸為了獎賞他成功戒除毒品而給他買的一份禮物。除了遊戲之外，爸爸還獎勵他一套全新的電腦，希望他的日常生活有所寄託，減少接觸毒品。

「醫生……我……我有話要説。」

「什麼？」

「上次覆診之後……我……不久便重新服食大麻。」

「原來如此。每天吸食多少？」醫生強忍失望表情。

「大概五六支。」

「是不是朋友給你介紹的？」

「是的。抵不住朋友的引誘。」

「吸食過後，有沒有像過去一樣感到焦慮？」

「好像比從前好一點，可能是我還在服用過往你給我開的血清素。」

這實在讓小鳥醫生大失所望。上次覆診，病人明明斬釘截鐵説要戒除毒癮，這次卻只因為朋友的一言半語而重蹈覆轍，前功盡廢。

「上次你不是跟我説過戒毒的原因嗎？」

「對啊，我就是怕身體出現問題，好像是癌症，但是……但是……」

「但是什麼？」

「想着想着，這風險好像沒想像般的高。」

濫藥的病人大多如此。他們永遠有濫藥的原因，但同時也清楚濫藥的害處。他們的想法就像搖搖板一樣，在正反兩面搖擺。一時忽視

濫用藥物的壞處，一時卻只見到停止吸毒的好處。

　　醫生的工作，便是要讓他們的注意力集中在濫用藥物的壞處和停止吸毒的好處，再讓他們自行決定戒毒與否。有些病人的一生，就像在搖搖板上浮浮沉沉、蹉跎歲月。能否重回正軌，就要看醫生有沒有能耐，一腳踏在搖搖板的另一邊，讓病人對自己的生命不再猶豫。

Substance Abuse Clinic Substance Abuse Clinic Substance Abuse Clinic Substance Abuse Clinic Substance Abuse Clinic Substa Abuse

Substance Abuse Clinic Substance Abuse Clinic Substance Abuse Clinic Substance Abuse Clinic Substance Abuse Clinic Substa Abuse

Substance Substance Substance Substance Substance Substa Abuse Clinic Abuse Clinic Abuse Clinic Abuse Clinic Abuse

病人的五個
女朋友

在醫學院的時候,我在精神科學習,聽過一個關於考試的趣聞。

從前有一個考生,在考試時需要跟精神科病人談話,評估他們的心理狀態。病人是一個妄想症患者,他的妄想非常奇怪。

「你的職業是什麼?」

「我在火星賣牛腩麵。」

醫科學生忍不住噗哧一笑,結果顯而易見,考試不及格。故事是否真確?不得而知。但是當時作為學生的我們,自然引以為戒,對病人的所有想法保持中立態度。

「好。最近不錯嘛?」

「還可以。」今天這個病人帶着心形的墨鏡,頭髮染了彩色,旁邊陪伴着的是他的媽媽。

「工作怎麼樣?」

「最近找到了工作。」

「是怎麼樣的工作?」

「派傳單。」

「那辛苦不辛苦？」

旁邊的媽媽面露鄙夷之色，笑道：「派傳單怎會辛苦，每天兩小時而已。」

這個病人有躁狂抑鬱症，同時有濫藥習慣。他定期在濫藥治療診所覆診服藥，情緒一直非常穩定，沒有復發跡象。只是濫用咳藥水的習慣還未改善，每天還是需要喝一兩瓶。

他的媽媽不辭勞苦，每次也會陪伴這位病人覆診，只是她的言辭有時未免太尖酸刻薄。

「派傳單當然辛苦，每天日曬雨淋。現在天氣炎熱，要醫生派也派不了。」小鳥醫生連忙替病人回答。

病人的目光雖然被心形墨鏡遮擋，但是表情仍然流露出感激，「其實也不一定在戶外，有時我也會在室內派傳單。」

「原來如此，那繼續努力吧，醫生也會替你加油。」

病人的行為正面，即使在外人眼中是多麼的微不足道，也是應該予以讚賞和鼓勵。有些病患的家人就是不明白這個道理，永遠以批判角度看待病人所作所為，這便永遠無法激勵病人去做正確的事情。

「平常除了工作之外，還會做些什麼？」

「也會出去玩玩。」

「有沒有做什麼運動？」

「運動就少了一點。」

「那麼你的五個女朋友，現在怎麼樣？」

旁邊的媽媽再度露出鄙夷之色，恥笑病人。病人木無表情，只是冷冷的回答：「她們很好。」

五個女朋友是否事實？媽媽的反應已經透露答案。但這不是病人的妄想，只是他一直喜歡誇大言詞，身旁究竟有沒有伴侶，其實他心裏一清二楚。

跟病人談話，必須要保持情感上的中立，不要批判。有時候病人說的才是事實，而他們也可以看得出你心底裏的輕視，這一點足以摧毀醫生跟病人的關係。

小鳥醫生堅定地看着病人，保持着一貫的撲克面孔，冷靜地繼續跟病人談話。

Substance Abuse Clinic Substance Abuse Clinic Substance Abuse Clinic Substance Abuse Clinic Substance Abuse Clinic Subst Abus

Substance Abuse Clinic Substance Abuse Clinic Substance Abuse Clinic Substance Abuse Clinic Substance Abuse Clinic Subst Abus

Substance Abuse Clinic Substance Abuse Clinic Substance Abuse Clinic Substance Abuse Clinic Substance Abuse Clinic Subst Abus

精神病不是 「病」

精神病中的一個病字，實在太讓人誤解。一般我們瞭解的病，好像傷風、感冒、肺炎、心臟病、中風等，都是病患者機能本身的問題，與他人無關。可是，精神病跟這些生理疾病相比，好像有點不同。

「最近怎麼樣？上次加了一點藥。」

「也是差不多。心情還是不太好，動力也差一點。」

「吃藥後有沒有感到不適？」

「不太舒服，吃藥之後有一點頭暈。醫生，我想換另一種藥試一試。」

這個病人因為長年依賴安眠藥，在濫藥治療診所覆診。治療了這麼多年，她的安眠藥問題早已得到解決。

那為什麼還要服藥？為什麼情緒不穩定？安眠藥依賴不會造成抑鬱症狀，這肯定有其他原因。

「你的兒子現在怎麼樣？」

「還是老樣子，好像越來越嚴重。」

「是怎麼的樣子？」

「他的心情好像十分煩躁，只是一點點刺激，便會大發脾氣。」

「發脾氣的時候，他會做些什麼？」

「還會做些什麼？他會打人啊。打他的妹妹，有次險些要驚動警察。」

小鳥醫生未曾面對面見過病人的兒子，單憑病人的一面之詞，未必能夠準確判斷。病人兒子究竟患上了什麼精神疾病？根據病人的描述，可能是躁狂抑鬱症，可能是精神分裂，也可能是濫用藥物後的反應。

「那麼你的家族之中，除了你和兒子之外，有沒有其他人患上精神病？」

「我爸爸好像有相似的問題。他的情緒經常非常亢奮躁動，精力充沛不用睡覺，有時候有暴力傾向。」

「那他有沒有看過醫生？有沒有作出診斷？」

「那時候是什麼年代？當然沒有。醫生，我想帶兒子看醫生，究竟有什麼方法？」

躁狂抑鬱症有強烈的遺傳傾向，但病發當然有其他原因。家庭背景、濫藥等也包括在內。如此看來，這位病人的兒子，較大機會患上躁狂抑鬱症，需要盡早求醫。

那眼前這位病人呢？雖然沒有繼承父親的躁狂抑鬱症，但受到身邊家人的影響，情緒同樣出現問題。那麼這位病人的病，是源於個人還是他人？

「你先提供兒子的姓名及身份證號碼，我替你寫一封信。你待會出去找姑娘替你辦妥手續，安排覆診日期。」

「這實在太好了。」

「藥物方面，我再替你調校一下分量，讓你的情緒和睡眠好一些。」

精神病的成因非常複雜，病發未必是病人的錯，也未必是病人身體機能出了問題。所以，精神病三字中「病」字的含意仍有待商榷。但對於醫生來說，治病不只是治病，還要將每一個病人當做一個獨立個體對待：走進他們的生命，瞭解他們的難題，繼而提供或轉介適當的援助。

Substance Substance Substance Substance Substance Substan
Abuse Clinic Abuse Clinic Abuse Clinic Abuse Clinic Abuse Clinic Abuse (
Substance Substance Substance Substance Substance Substan
Abuse Clinic Abuse Clinic Abuse Clinic Abuse Clinic Abuse Clinic Abuse (
Substance Substance Substance Substance Substance Substan
Abuse Clinic Abuse Clinic Abuse Clinic Abuse Clinic Abuse (

有什麼比
治病還重要？

醫生的工作是要治好病人的病，但病人往往還有其他需要。

「很久沒有來覆診，是吧？」

「是的。最近經常進出醫院，抱歉不能準時來覆診。」

「原來如此。那麼藥物足夠嗎？」

「當然足夠。內科醫生知道我在吃其他的精神科藥物，出院時給我額外的處方。」

「這便好了。那最近的心情怎麼樣？」

「那當然不太好了。身體這樣，誰的心情會變好？」

這個病人早年患上抑鬱症，加上同時有依賴安眠藥的問題，所以一直在濫藥治療診所覆診，服用抗抑鬱藥。情況中規中矩，一直不能完全康復，原因當然是由於他的身體狀況。

他的心臟和腎臟功能非常差，甚至影響行動和自理能力。身體經常水腫，積水擴展至腹腔，肚子脹鼓鼓的，非常難受。

醫生看一看電腦的醫療紀錄，「最近你進醫院，也是因為水腫的問題嗎？」

「是的，肚子脹得快不行了。若果不是這麼疼痛，也不會再進醫院。」

「原來如此。」再看一看電腦，「咦，但是這一次⋯⋯」

「是啊。這一次肚裏的積水只好了一點我便放棄治療，自願離開醫院。」

「為什麼？這是什麼緣故？」

「若果可以選擇，誰又願意留院治療？病房可能較家中寬敞，炎夏時有空調保持涼爽，也有專業醫護人員照料，但是『龍床不如狗竇』，回到自己家中，親切安穩的感覺是無可取替。」

「就算真是這樣，以前你也會乖乖待在醫院。為什麼這次有所不同？」

「因為⋯⋯因為那幾天是我的生日嘛。」病人有一點尷尬。

小鳥醫生有一個親人，最近因為末期癌症的併發症，需要入住療養院。小鳥醫生去探訪他，他的第一句話，就是在抱怨不知為何每朝起床，周邊的環境不是自己熟悉的家。

病人需要治病，但我們必須緊記，除了藥物之外，他們所需要的，比我們想像的還多。

Substance Abuse Clinic Substance Abuse Clinic Substance Abuse Clinic Substance Abuse Clinic Substance Abuse Clinic Substan Abuse

Substance Abuse Clinic Substance Abuse Clinic Substance Abuse Clinic Substance Abuse Clinic Substance Abuse Clinic Substan Abuse

Substance Abuse Clinic Substance Abuse Clinic Substance Abuse Clinic Substance Abuse Clinic Substance Abuse Clinic Substan Abuse

戒掉迷姦丸的奇幻旅程

在迷姦藥當中，比較常見的一種叫做 flunitrazepam（氟硝西泮，俗稱十字架）。

它歸於鎮靜劑一類，但與其他的鎮靜劑有一點不同，服用過後，受害人會像四肢癱瘓一樣，手腳乏力，意識卻保持清醒。更甚的是，當藥力過後，病人便會失憶，忘記早前所發生的一切。

藥廠知道這種藥物的藥力太過強烈，特地把它改造，例如加上顏色，並嘗試令藥物不那麼容易溶解，兇徒便難以利用藥物迷姦及傷害他人。

改造之後的藥物，效果雖然沒有那麼猛烈，但仍然給予使用者特殊的鬆弛感覺，而這種感覺在其他鎮靜劑上找不到。正因如此，濫用者會更容易上癮，而一旦產生依賴，它比其他鎮靜劑更難戒除。

「最近好嗎？」

「你給我開的鎮靜劑很不錯。」

「真的嗎？那麼 flunitrazepam 呢？還有沒有再玩。」

「買也買不到，怎麼玩？」

不是説 flunitrazepam 很難戒掉的嗎？為什麼對這位病人來説輕而

67

易舉？這其實有一段故事。

話說這位病人濫用 flunitrazepam 超過二十年，開始時只為紓緩壓力，但及後產生依賴，服食分量越來越多，每天服用至少十粒，難以戒除。

他一直從一位私家醫生那裏取得這種藥物，但因為新型肺炎緣故，藥物供應緊缺，私家醫生無法為他處方此藥，只好以另一種鎮靜劑代替。

有首歌叫作《唯獨你是不可取替》，這歌還適用於這隻藥物。私家醫生給他的另一種鎮靜劑不是太過管用，病人也出現不同的撤出反應，如冒汗、手震、焦慮，最嚴重的還是失眠。但不舒服還是要堅持，因為藥真的沒有貨，結果病人開始逐漸克服毒癮，他也成功經轉介來到政府的濫藥治療診所。

「那你的抗抑鬱藥呢？上次增加了一點劑量，現在還好嗎？」

「現在還可以，沒有什麼不舒服。」

「那麼焦慮的感覺呢？還有沒有心跳、手震、冒汗？」

「好多了。」

病人當初服用 flunitrazepam，是為了放鬆心情。但歸根究柢，是因為他性格緊張造成的焦慮。抗抑鬱藥可以治療焦慮症，對這位病人來說，既治標又治本。

有人說，要成功戒除毒癮，最重要是病人內心究竟情不情願。這個故事告訴我們，除了人和，天時地利也相當重要。新型肺炎奪去了很多生命，但對於這位病人來說，卻是重獲新生的好機會。

Substance Abuse Clinic Substance Abuse Clinic Substance Abuse Clinic Substance Abuse Clinic Substance Abuse Clinic Substa Abuse

Substance Abuse Clinic Substance Abuse Clinic Substance Abuse Clinic Substance Abuse Clinic Substance Abuse Clinic Substa Abuse

Substance Substance Substance Substance Substance Substa
Abuse Clinic Abuse Clinic Abuse Clinic Abuse Clinic Abuse

多少安眠藥才算多？

　　安眠藥容易令人產生依賴，這一點人人都清楚。但安眠藥濫用問題可以何等嚴重，真實情況卻未必人人想像得到。

　　「你好。是因為安眠藥的問題來看醫生嗎？」

　　「是的。普通科門診給我轉介過來。」

　　「好的。濫用安眠藥的情況，是從什麼時候開始？」

　　「這個……這個是在數年前開始，開始時也不是這麼嚴重。」

　　「是為了睡眠，還是其他原因開始服用安眠藥？」

　　「那時候工作有一點壓力，睡眠質素下降。走到街上的藥房，是老闆給我推薦這一隻藥的。」病人向醫生展示了藥包，成分果然是鼎鼎大名的「白瓜子」（佐匹克隆，zopiclone）。

　　這個病人從普通科門診轉介到濫藥治療診所，初來報到，醫生一般會花更長時間去處理新症，瞭解病人的病史。

　　他們在什麼時候開始濫藥？因為什麼原因？有沒有試過停藥？停藥的反應如何？濫用藥物有否影響生活質素和身體健康？在什麼情況下濫藥問題會變得更嚴重？這些都是醫生想知道的關鍵資料。

「原來如此。剛才你說過,濫藥問題在開始的時候不怎麼嚴重。那麼,那時候每天大概吃多少粒安眠藥?」

「大概兩至三粒。」

「原來如此。換句話說,問題在往後變得嚴重,對吧?」

「是的。從這一年開始,安眠藥多吃了很多。」

服用安眠藥,開始時多數是為了睡覺。但是安眠藥容易產生依賴,長期服用下,患者需要更大劑量的安眠藥才可以得到相同的藥效。隨時間逐漸加大分量,最終造成濫用及依賴的問題。

可是,除此之外,還有很多其他的因素使濫用安眠藥的問題惡化。

「一年前我丈夫開始失業。」病人繼續說道,「我每天在家,就是在聽他嘮嘮叨叨。」

「是相處上出了點問題吧?」

「我是一個很需要時間和空間的人,他卻總是糾結於瑣碎的事情,整天絮絮叨叨,每天對着他實在感到煩厭。」

「原來如此。這樣的話,情緒和睡眠質素一定會受到影響,對吧?」

「這個當然。每次我感到困擾的時候,便會服食安眠藥讓自己得到放鬆。原來安眠藥不止安眠作用,還可以消除焦慮。」

病人說得對,安眠藥的確有鎮靜情緒的作用。事實上,在藥理學上來看,安眠藥跟鎮靜劑的機理非常相似,所以安眠藥有鎮靜劑的作

用，可以用來紓緩焦慮。而鎮靜劑也有安眠藥的功效，可以協助睡眠。

「那麼，每次感到緊張焦慮的時候，你會吃多少粒安眠藥？」

「我會預先把安眠藥從錫紙包裝拆下，再放到玻璃瓶子裏。心情不佳的時候，便會隨手從玻璃瓶子拿一把安眠藥，直接放進口中。」

「那可是超過二十粒的分量啊。」

「吃着吃着，我也不知道自己濫用安眠藥的情況是如此嚴重。就是這樣，才要到精神科看醫生啊。」

農曆新年時，每天吃一百粒瓜子也會令人擔心體重暴升，但是濫用安眠藥的嚴重患者，每天隨時服用超過一百粒「白瓜子」也面不改容。

濫用安眠藥不一定是為了睡眠，情況比較嚴重的病人，可能會有其他心理或者精神上的問題，需要另行作處理及治療。如上述個案，難不成要處理掉患者的老公才能解決問題？當然不！重點在處理掉她的焦慮情緒。

Substance Substance Substance Substance Substance Subst
Abuse Clinic Abuse Clinic Abuse Clinic Abuse Clinic Abuse Clinic Abus
Substance Substance Substance Substance Substance Subst
Abuse Clinic Abuse Clinic Abuse Clinic Abuse Clinic Abuse Clinic Abus
Substance Substance Substance Substance Substance Subst
Abuse Clinic Abuse Clinic Abuse Clinic Abuse Clinic Abuse Clinic Abus

我的兒子 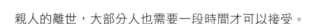 回來了！

親人的離世，大部分人也需要一段時間才可以接受。

「最近怎麼樣？」

「剛剛做了一個小手術，正在康復中。」

「原來如此。那麼平常一般做些什麼？」

「本來喜愛繪畫，但手術後少了很多。」

「那麼情緒呢？還有沒有那麼的不開心？」

這位病人從前有濫用海洛英和安眠藥的習慣。數年前他的兒子自殺身亡，巧合地，那一天他服用多了安眠藥。兒子出了意外，他卻昏睡不起，當然也見不了兒子的最後一面。

自此之後，這位病人相當自責，認為是安眠藥的緣故，讓自己失去拯救兒子的機會。他戒除了所有藥物毒品，但是情緒一直低落，即使如何調校藥物劑量，還是無補於事。

「情緒現在好了很多。」

「為什麼？」

「我感覺到兒子已經回來，他經常陪伴我，一定是因為我剛剛完

成手術的緣故。」

　　兒子死後的兩三年，這位病人一直在自怨自艾，情緒不見得有任何好轉跡象。現在抑鬱症突然消失，反而令醫生非常擔心。

　　正所謂人死不能復生，死去的兒子回來，可能真的是靈異事件，但也可能是他出現思覺失調的症狀，誤以為兒子已經歸來。

　　「你怎麼知道他已經回來？」

　　「我聽到他的聲音啊。他的咳嗽聲，我怎麼也認得出。」

　　「原來如此。他還有沒有說些什麼？」

　　「沒有啦。但他有拍一拍我的肩頭，這感覺真是奇妙。」

　　小鳥醫生皺一皺眉。這位病人因為兒子死亡，一直被診斷為嚴重抑鬱。有一部分的抑鬱症患者，會同時出現思覺失調的症狀，包括幻聽、妄想等。

　　從前這位病人只是情緒低落，但現在的思覺失調症狀，可能反映他的病情正在轉壞。小鳥醫生立刻替他調校藥物，安排一個早一點的覆診日期，以作一個更加緊密的觀察。

Substance Substance Substance Substance Substance Subs
Abuse Clinic Abuse Clinic Abuse Clinic Abuse Clinic Abuse Clinic Abus
Substance Substance Substance Substance Substance Subs
Abuse Clinic Abuse Clinic Abuse Clinic Abuse Clinic Abuse Clinic Abus
Substance Substance Substance Substance Substance Subs
Abuse Clinic Abuse Clinic Abuse Clinic Abuse Clinic Abus

性愛吸毒
交響曲

在精神科診所，每一個新來的病人都需要抽血檢驗。

這是因為某些精神科藥物可能會對身體產生副作用，精神科醫生必須在未處方藥物之前，清楚病人身體的各種數據，才可以保證治療妥妥當當。

在濫藥治療診所，醫生需要為新症病人抽取更多的血液樣本。醫生需要知道他們有否感染愛滋病、梅毒、肝炎等血液傳染的疾病，這是因為濫藥病人常常共用針筒，增加感染上述疾病的風險。

可是，濫用藥物跟血液或性接觸傳播疾病之間的相互關係，可不止於此。

「最近怎麼樣？剛剛從喜靈洲出來，對吧？」

「是的。還在適應中。」

「情緒怎麼樣？我看你有點兒緊張。」

「對啊，有時候情緒會有一點低落，睡覺也不是很好。可能是因為……因為我出來沒多久，便重新開始服用冰毒。」

這個病人當然不是新症。他長年有吸食冰毒習慣，冰毒令他的腦部受損，影響他的情緒，甚至有思覺失調的症狀。

喜靈洲不是戒毒中心，而是懲教署轄下的其中一個中度設防院所。犯人如果同時有吸毒問題，一般都會被判入喜靈洲服刑。這位病人早前因為藏毒被判入獄，在喜靈洲戒毒不是他自願的，未能徹底戒除毒癮也是意料中事。

「最近一次是什麼時候吸食？」

「醫生……其實我每天都在吸食。」

「每次大概使用多少錢？」

「我也不清楚記得。有時候不用錢，有時候兩三百元。」

這位病人同時是一個愛滋病患者。愛滋病在現今科技下，確實沒有什麼大不了。其實只要準時吃藥，不會太過影響生活質素。

只是濫用藥物的病人，如果同時患上愛滋病，一般未必會十分準時服藥。缺乏藥物控制，愛滋病會導致腦炎，破壞患者的腦神經。他們有可能會出現思覺失調的症狀，而這些症狀卻是不可逆轉，後果非常嚴重。

「是跟朋友一起吸食的吧？」

「對呀。」

「當中有沒有性愛的行為？」

「也是有的。」

「這可得小心點。行為的過程安全嗎？」

「有時候安全……有時候不。」

Chem Fun 在某些群體之中非常流行。意思就是説,他們喜歡在性愛過程期間吸毒,增加當中的刺激和快慰。

Chem Fun 會增加參與者患上血液或性接觸傳播疾病的機會。這是由於在藥物影響下,他們的判斷和自制力會減低,容易發生不安全的性行為,增加感染機會。

也有不少愛滋病患者認為,既然已經患上愛滋,就不用再做足安全準備。這是大錯特錯。愛滋病有不同的品種,如果新的品種進入體內,跟舊的品種的基因產生交集,有機會產生抗藥性,影響愛滋病治療的效果。

他們也許以為自己在演奏美妙的交響曲,殊不知自己已經成為在垓下的項羽,聽的是來自四方八面的楚歌,危機近在咫尺。性愛加上毒品,令人承受更大的健康風險,毒癮亦更加難以戒除,這是醫生感到特別頭痛的其中一項。

Substance Abuse Clinic Substance Abuse Clinic Substance Abuse Clinic Substance Abuse Clinic Substance Abuse Clinic Substa Abuse

Substance Abuse Clinic Substance Abuse Clinic Substance Abuse Clinic Substance Abuse Clinic Substance Abuse Clinic Substa Abuse

Substance Substance Abuse Clinic Substance Abuse Clinic Substance Abuse Clinic Substance Abuse Clinic Substa Abuse

難上加難的
治療

　　平常人如果身體有毛病，可能苦不堪言。但是有些病人，身體雖然沒有毛病，卻經常疑神疑鬼，可能比生理上的毛病更加痛苦。

　　「最近怎麼樣？上次加了一點 duloxetine（度洛西汀）。」

　　「差不多，還是頭痛頭暈渾身不適。最近好像吃多了甜食，真的不知道跟這藥物有什麼關係。」

　　「原來如此。那麼……」

　　「還有啊還有啊，你給我那一隻 mirtazapine（米氮平），我已經停止服用了。」

　　「為什麼？」

　　「吃了之後胃口好像很大，總感覺不是太舒服。」

　　這個病人患有體化症（somatization disorder）[1]，身體經常出現各種症狀，包括頭暈、頭痛、腰背痛等。從前他經常看醫生，但是群醫束手無策，找不到任何病因。甚至有骨科醫生替他進行脊椎手術，最後卻徒勞無功。

---

1. 體化症，心理上的問題轉化為生理上的病徵，但在生理上又找不出病因的心理疾病。

因為這些身體的症狀，使病人感到非常困擾。他開始使用安眠藥及鎮靜劑去紓緩，但這些方法治標不治本。漸漸他對這些藥物產生依賴，被轉介到濫藥治療診所診治。

這類病人有一個特點，就是對藥物的副作用非常敏感。每次嘗試新的藥物，他總會巨細無遺的告訴醫生服用後身體的各種感覺。但很多時候，這些感覺都不是處方藥物的常見副作用。記得有一次，他嘗試服用醫生處方的另一隻安眠藥，晚上竟然出現尿頻的症狀，這可是醫生聞所未聞。

這次他說 mirtazapine 令他胃口增大，卻是有根有據。只不過 duloxetine 令人經常吃甜食，這在文獻中並沒有紀錄，小鳥醫生也很少聽說病人有如此投訴。

「那麼最近情緒怎麼樣？」

「情緒還好，只不過有點擔心。」

「擔心什麼？」

病人拿出了血糖機，「我想問一問，檢驗血糖有沒有左右手的分別？」

「你的意思是⋯⋯」

「我先用左手做檢驗，血糖大概是五。然後再用右手，突然間急升至六點幾。我非常擔心，這是不是我身體出了問題？」

「是不是空腹血糖？」

「是的。檢驗之前八小時，我也沒有吃東西。」

「但即使如此，空腹血糖六點幾只是偏高，還沒有到糖尿的水平哦。」

「但我還是很擔心。為什麼我左右手的血糖指數完全不同？我是不是有什麼其他疾病？」

體化症有一個相類似的疾病，叫做疑病症（hypochondriacal disorder）。患者會因為某些身體症狀，懷疑自己會否患上某種嚴重疾病，例如癌症等。這些想法會對病人造成困擾，甚至引發情緒問題。

事實上，血糖機本身不是一種十分精準的電子儀器，出現偏差也不足為奇。況且，檢驗血糖需要針刺手指尖，這會促進身體釋放壓力荷爾蒙，令血糖短暫升高。

體化症跟疑病症一樣，可以使用抗抑鬱藥治療，但是功效參差，未必能完全解決病人煩惱。藥物治療需要配合心理治療，才可以一步一步令病人意識到自己想法的不妥之處。

「那麼，不如我跟你再調一調藥物，看看會否對你的症狀有所幫助。」

「不好吧，醫生。每次調校藥物，我也恐怕身體承受不了。」

「那麼心理學家呢？上次跟你說過，考慮清楚沒有？」

「不好吧。我這根本不是心理問題，只是談話，又有什麼幫助？」

治療濫藥病人，難。治療因為其他精神疾患導致濫用藥物的病人，更難。治療對治療抗拒的病人，難上加難。

Substance Substance Substance Substance Substance Subs
Abuse Clinic Abuse Clinic Abuse Clinic Abuse Clinic Abuse Clinic Abus

Substance Substance Substance Substance Substance Subs
Abuse Clinic Abuse Clinic Abuse Clinic Abuse Clinic Abuse Clinic Abus

Substance Substance Substance Substance Substance Subs
Abuse Clinic Abuse Clinic Abuse Clinic Abuse Clinic Abus

抽搐背後的
盲點

精神科醫生最常見的盲點，就是除了精神科疾病之外的其他疾病。

「最近怎麼樣？」

「還不錯，一直在工作，也不是太過辛苦。只是需要每天早起床。」

「這樣便好了，還在喝酒嗎？」

「也是跟過往差不多，每天兩三罐吧。啊，醫生……」

「什麼事？」

「幾天之前好像有點奇怪。我下班乘船回家，喝了兩罐啤酒，突然間覺得非常非常疲倦，跟平時的感覺很不同。」

「那你怎麼做？有沒有去看醫生？」

「我以為自己撞邪，回家燒了炷香，過了不久便好轉。」

這個病人一直因為對酒精和K仔依賴，需要來濫藥治療診所覆診。他已經很久沒碰K仔，現在只是每天喝兩三罐啤酒，情況一直穩定。

　　突然間非常疲倦，怕是喝多了酒的緣故，小鳥醫生心想。但是為了安全起見，還是看一看病人有什麼其他的病歷。

　　小鳥醫生吃驚得差一點叫了出來。原來病人一直在內科覆診，他患有癲癇，需要定期吃抗癲癇藥。而癲癇病人在抽筋復發之前，往往會有一些不尋常的感覺，就像這位病人描述的一樣。

　　「你在這之前有沒有喝多了酒，或者有沒有突然減少喝酒的分量？」

　　「沒有啊，還是跟平時一樣，都是在放工後喝酒，分量也跟之前差不多。」

　　「那你的抗癲癇藥有沒有按時服用？」小鳥醫生看着病人在內科覆診的紀錄，見到他最近一次發作入院，就是因為時常忘記按時服藥。

　　「這個……這個應該沒有關係，我每天也有準時吃抗癲癇藥。」

　　醫生一臉苦惱，一邊問着病人，一邊翻看着他的病歷，看看會否有什麼其他的原因，增加病人癲癇復發的風險。

　　癲癇也有不同的種類，其中一種最常見的原因，就是嬰孩在出生時腦部受到損害，這種病人從年幼開始便會不斷出現癲癇的症狀。另外一種，就像這位病人一樣，在成年以後才開始病發。

　　看見病人在二十來歲時第一次癲癇病發的病歷，醫生心中不禁暗暗起疑。那時候，病人湊巧在抽筋之前服食了毒品K仔。

　　K仔本來是種麻醉藥，但因為它可以給使用者一種特殊的離解（dissociative）感覺，以致遭不少人濫用。K仔可以導致癲癇，但也有一些研究認為，適量的K仔可以預防癲癇。

「你最近有沒有碰K仔？」

「沒⋯⋯沒有。」

「真的沒有？」

「沒有啊，醫生。」

「不要緊，我們只想知道是什麼原因令你突然間感到不舒服。這樣吧，我們待會給你驗血和驗尿，看看你體內抗癲癇藥的分量，以及身體有沒有其他毒物導致你出現不適。」

「有沒有那麼嚴重？」

「安全要緊。我們也會給你一封轉介信，讓內科早一點替你覆診，防患未然。」

癲癇可大可小，尤其是當病人正在進行高風險活動，例如駕車、操作重型器械的時候，如果突然間癲癇復發，極有可能危害自己或者他人的安全。

這個病人可能最近忘記了吃抗癲癇藥，可能喝多了酒，也可能在服用K仔，這些都可能增加癲癇復發風險。但是不管怎麼樣，精神科醫生的工作不只是治療病人的精神病，還需要對病人的健康有一個更全面的概念。

Substance Abuse Clinic Substance Abuse Clinic Substance Abuse Clinic Substance Abuse Clinic Substance Abuse Clinic Substa Abuse

Substance Abuse Clinic Substance Abuse Clinic Substance Abuse Clinic Substance Abuse Clinic Substance Abuse Clinic Substa Abuse

Substance Substance Abuse Clinic Substance Abuse Clinic Substance Abuse Clinic Substance Abuse Clinic Substa Abuse

情緒亢奮的
安眠藥濫用者

　　嚴重濫用安眠藥的病人當中，大部分都帶有一點焦慮症狀。除了使用安眠藥幫助睡眠之外，紓緩緊張的情緒也是他們濫用安眠藥的其中一個原因。

　　如果看到一個嚴重濫用安眠藥的病人，他卻沒有什麼焦慮或者抑鬱的特質，那便應該仔細看看有沒有其他原因，促使這病人濫用安眠藥。

「你好。最近怎麼樣？」

「情況真的很差。」

「為什麼？」

「本來服用兩至三粒安眠藥已可入睡，但現在……」

「睡眠質素差了嗎？」

「沒有二三十粒安眠藥，我晚上也睡不着。」

「最近工作很忙，對吧？」

「是的，有一點壓力。很多煩惱帶回家，在床前還在想。」

「還有什麼其他壓力？」

「啊，醫生，我現在嘗試減肥，已經減了十多磅，血糖的控制也很不錯。」

這位病人一直有濫用安眠藥的問題。他的失眠狀況一直嚴重，只是過往安眠藥可以減輕症狀，現在即使服用超高劑量的安眠藥，卻無補於事。

嚴重濫用安眠藥的病患者，很多在大白天也會服食安眠藥，可能是為了紓緩緊張的症狀，也可能是一種心癮。但這位病人有點不同，他好像沒有什麼情緒問題，看起來不是那麼緊張和憂慮。

剛才的對話讓醫生起疑。病人的語調好像比平時高亢和急促，醫生詢問他有什麼其他的壓力，他竟然回答現在如火如荼的減肥計劃。

「你最近的情緒怎麼樣？有沒有覺得好像比較高亢和興奮？」

「對，是比平時高亢和興奮。」病人一直點頭。

「說話呢？有沒有比平時多？」

「也真的好像多了。就像平時上班，跟不熟悉的人也會談天說地。」

「那最近有什麼計劃？有沒有發覺自己好像比平時多想法？」

「我一直也這麼多想法，可能是最近靈感湧現。我最近也想去外國看一看，只不過因為疫情關係，我也有想……」

這位病人好像有一點躁狂的症狀。躁狂病發的時候，或者會覺得精力充沛，自我感覺良好，腦袋裏充滿不同的想法和計劃。他們需要的休息時間很少，晚上經常睡不着，就像這位病人一樣。

「不要想太多，我們先處理一下你睡眠的問題。」

「解決的方法很簡單吧，你給我處方一種再厲害一點的安眠藥，我相信這次一定會成功。」

「醫生可是有別的看法。我覺得你現在可能有一點躁鬱的症狀。」

「躁鬱……對，非常對。我從前有去過私家診所，私家醫生也跟我說過，我可能是躁鬱。」

「嗯，這樣吧，安眠藥先維持往常的劑量，但我們會給你處方情緒穩定劑，希望穩住你的情緒……」

「然後晚上便睡得着。我說得對嗎醫生？」

濫用安眠藥，很多人以為是安眠藥的藥性問題，又或者是病人本身的意志問題。這答案部分正確。但我們需要時刻提醒自己，可能還有其他原因導致眼前的現象。

Substance Abuse Clinic Substance Abuse Clinic Substance Abuse Clinic Substance Abuse Clinic Substance Abuse Clinic Subst Abus

Substance Abuse Clinic Substance Abuse Clinic Substance Abuse Clinic Substance Abuse Clinic Substance Abuse Clinic Subst Abus

Substance Substance Substance Substance Substance Subst Abuse Clinic Abuse Clinic Abuse Clinic Abuse Clinic Abus

苗條淑女的 毒藥

　　記得我父親從前抽煙抽得很兇狠。有一天不知怎地，他下定決心戒絕煙癮。戒煙之後他發福不少，對此他對煙草曾作出一個比較偏激的評論。

　　他說他無法理解為何青春少艾有吸煙習慣，因為他認為吸煙是比較男性化的活動。但是戒煙後大為發福的他推測，少女吸煙都是為了控制體重。

　　小鳥醫生的爸爸時常胡言亂語，有時候歪理連篇。但是這一次，他的話卻有點道理。

　　「你好，請坐。」

　　「你好啊，醫生。」

　　「最近怎麼樣？」

　　「最近還是老樣子，情緒保持穩定。」

　　「原來如此。那麼有沒有找到工作？」

　　「還沒有找到啊。也不是沒有找到，之前根本沒有去找。」

　　「為什麼？」

這個女病人有濫用冰毒的習慣。濫用冰毒令身體產生思覺失調的症狀，需要在濫藥治療診所覆診。

這一年內病人情況一直穩定，沒有復發也沒有再碰冰毒。病人已經洗心革面，只是尋找工作方面好像仍需努力。她不是力有不逮，而是沒有勇氣。

「我……我很醜陋。」

「為什麼這樣說？」

「最近這一兩年我胖了很多。」

「不是吧。」小鳥醫生說出一句善意的謊言。

「真的胖了很多啊，差點認不出自己了。」

「看上來是胖了一點，但對比上次覆診，臉龐好像沒有那麼浮腫。」這一句是真心話。

「就是這個緣故，一直也不敢外出見人，那當然不敢求職面試了。」

小鳥醫生認識這個病人良久。從前她的確是非常苗條，但自從決定停止吸毒，加上抗思覺失調藥物影響，體重一直上升。

大概一年前，她決定重新服用冰毒，結果又再出現思覺失調症狀，需要入院治療。她吸毒不是因為毒癮，不是因為朋輩影響，卻與體重有關。

事實上，有些案例報告，濫用冰毒會導致體重下降。一旦停止服用，體重卻會反彈。

「就是這樣嘛，停了之後，便一直增重。我要放棄了，醫生。」

「但濫用冰毒不只消耗卡路里，還會消耗身體其他營養。人會衰老得特別急、特別快，即使多麼纖瘦，也只會像骷髏骨一樣，毫不優美。」

「那我應該怎麼辦啊？醫生。」

「身體會慢慢適應並作出調節。你也可以嘗試節食，配合多做運動，一定可以回復從前的健美身形。」

「愛靚唔愛命」是人的天性。面對愛美的病人，這一點一定要銘記於心。

Substance   Substance   Substance   Substance   Substance   Substa
Abuse Clinic Abuse Clinic Abuse Clinic Abuse Clinic Abuse Clinic Abuse

Substance   Substance   Substance   Substance   Substance   Substa
Abuse Clinic Abuse Clinic Abuse Clinic Abuse Clinic Abuse Clinic Abuse

Substance   Substance   Substance   Substance   Substance   Substa
             Abuse Clinic Abuse Clinic Abuse Clinic Abuse Clinic Abuse

令人窒息的
外表

有人説過，如果方法錯誤，使用一百次同樣的方法也只會失敗。

「你好，最近怎麼樣？」

「很不好。」

「為什麼？上次給你的血清素，服用後感到不適嗎？」

「不是。只是睡眠質素還是很惡劣。」

「那你還有沒有自行購買安眠藥？」

「沒有了，我現在想靠自己。況且他們的貨源現在不是太過穩
定。」

這位病人一直因為濫用安眠藥而來覆診。她的意志堅定，已經停
止服用安眠藥數個星期，也捱過了最難受的撤出反應，睡眠應該漸入
佳境。

但在上一次的覆診中，她的情況仍然不甚樂觀。醫生以為她的失
眠情況是因為還有一點焦慮，於是處方血清素，希望減低焦慮症狀的
同時，可以幫助病人入睡。

「你的睡眠狀態現在怎麼樣？是難以入睡，還是經常半夜驚醒？」

「兩者皆是。但最主要是睡眠的質素。」

「可不可以再說清楚一點？」

「就是經常半夜醒來，睡眠也好像不是太深入，早上起床好像沒睡過一樣。」

「原來如此。」醫生點着頭，內心卻在思考有什麼其他原因，影響着病人的睡眠。斜眼看着病人的身形和面形，醫生好像有了答案。

病人的身形肥胖，下顎窄小頸部粗壯。這種外觀，普遍出現在睡眠窒息症的病患者之中。睡眠窒息症當然影響睡眠質素，病患者即使吃多少精神科藥物，也未必能夠改善。

「你現在是跟老公一起睡嗎？」

「當然是。」

「老公有沒有提及過，你睡覺時會有鼻鼾聲？」

「他不只提及，還曾經投訴。我想也是頗嚴重的。」

「那你早上起床的時候，喉嚨有沒有乾涸的感覺？有沒有頭痛？」

「早上起床的時候最嚴重。」

「好吧。初步推斷，除了睡眠的問題之外，你還可能有睡眠窒息的問題。」

「不是那麼嚴重吧？」

「我們醫院剛好有睡眠診所，現在給你做轉介，盡快替你安排一個睡眠測試。」

「睡眠測試？」

「就是要在醫院睡一晚，戴上器材，量度你的各項指數，從而判斷你會否有睡眠窒息的問題。」

病人可能因為睡眠問題濫用安眠藥。但是在醫治這類病人的時候，也要尋根究柢，探討一下形成睡眠問題的潛在原因，才可以治標治本。

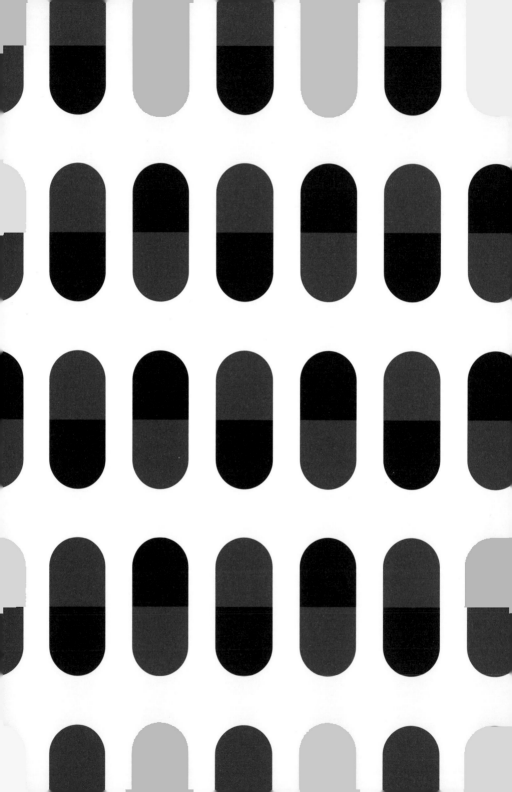

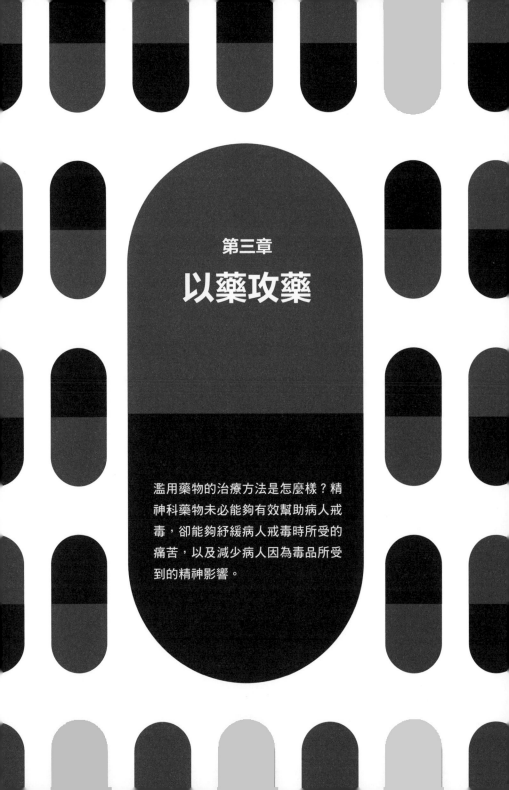

第三章

以藥攻藥

濫用藥物的治療方法是怎麼樣？精
神科藥物未必能夠有效幫助病人戒
毒，卻能夠紓緩病人戒毒時所受的
痛苦，以及減少病人因為毒品所受
到的精神影響。

Substance Substance Substance Substance Substance Subs
Abuse Clinic Abuse Clinic Abuse Clinic Abuse Clinic Abuse Clinic Abus
Substance Substance Substance Substance Substance Subs
Abuse Clinic Abuse Clinic Abuse Clinic Abuse Clinic Abuse Clinic Abus
Substance Substance Substance Substance Substance Subs
Abuse Clinic Abuse Clinic Abuse Clinic Abuse Clinic Abuse Clinic Abus

醫生的處方
不是金科玉律

　　每一個醫生，診症的時候都會遇上不少尷尬時刻。其中之一，就是發現自己上一次處方的藥物效果不彰，甚至令病人感到不適。

　　「醫生，上次你給我的藥……」

　　「怎麼樣，怎麼樣？」醫生緊張的追問。

　　「一開始吃得很不舒服。吃了之後好像頭昏腦脹，比不吃還要差。但……」

　　這個病人長期濫用安眠藥，卻同時有焦慮症。我們一直嘗試使用一些會讓人睏倦的抗焦慮藥物，希望可以替代安眠藥。在治療焦慮的同時，也可以幫助睡眠，解決濫藥的問題。上一次覆診時，醫生處方了 mirtazapine（米氮平）和 quetiapine（喹硫平），作為安眠藥的替代品。

　　「往後，你應該沒有再吃這種令你身體不適的藥物了吧？」醫生自以為是的問道。

　　「不是的不是的。我希望可以堅持一下，認為可以克服這些副作用。過了幾天……」

　　「還是感到同樣不適嗎？如果感到不適，就需要停服。沒有問題

的，醫生不會責怪。」

「過了幾天之後，不適的情況卻慢慢好轉，睡眠的質素也好了不少。雖然現在還會間中失眠，但已經是可以接受。」

「好的，好的。」醫生不斷點頭，額手稱慶。

在治療精神科疾病的時候，醫生有時候需要處方病人從未服用過的藥物。處方的藥物當然是基於醫學的研究數據作為基礎。但是藥物對於病人來說，卻是全新的嘗試，沒有人可以保證新處方的藥物完全沒有副作用。

一旦出現副作用，同一種新藥，對於不同病人也可能有不同反應。常見的例如頭暈、頭痛、冒汗等。這些副作用，像這位病人一樣，堅持數天之後可能會得到紓緩。但某些情況，卻有可能一直持續發生，令病人苦不堪言。

在一些情況下，病人必須停止服用新處方的藥物。第一，是敏感反應。若果敏感反應發生，病人身體會出現紅疹、水腫，甚至喘氣等情況。堅持服藥只會令情況加劇，敏感不會消失。

第二，就是副作用實在讓人太難堪。其實醫生只是在原本的處方加入新的藥物，即使自行停服，舊的藥物的效果仍然存在。醫生的處方不是金科玉律，自己的身體最為重要。停止服藥沒有什麼大不了，只要致電門診，告訴護士有關情況，護士自然會聯絡醫生，另作安排。

Substance Substance Substance Substance Substance Subs
Abuse Clinic Abuse Clinic Abuse Clinic Abuse Clinic Abuse Clinic Abus

Substance Substance Substance Substance Substance Subs
Abuse Clinic Abuse Clinic Abuse Clinic Abuse Clinic Abuse Clinic Abus

Substance Substance Substance Substance Substance Subs
Abuse Clinic Abuse Clinic Abuse Clinic Abuse Clinic Abuse Clinic Abus

讓醫生
發達的藥物？

有吸毒病史的病人，如果有睡眠問題，醫生可以處方其他非安眠藥的精神科藥物。這可以幫助病人睡眠，同時減少病人濫用安眠藥的風險。

有些時候，這些藥物卻會有副作用。

「你好，請坐。」醫生眼瞪瞪看着病人，奇怪為什麼好像從未見過眼前這人。

「醫生，你好。」

醫生心想，這聲線很是熟悉，「最近怎麼樣？」

「還是跟過往一樣，沒有什麼特別。只是……」

「怎麼樣？」醫生開始認出眼前的病人。

「我想轉換藥物。吃了這藥之後胃口大得誇張，體重增長了不少。」

醫生終於認出眼前病人是何方神聖。從前這個病人身形苗條，跟現在相比是有一些差別。醫生急忙翻查紀錄，看看最近有沒有轉換過什麼藥物。

「好像在兩次覆診之前，我給你加了 mirtazapine（米氮平）這種藥。」

「什麼是 mirtazapine ？」

「就是吃起來甜甜的那種藥。只在晚上吃，用來幫助睡眠。」

「就是那一種啊。吃別的沒有什麼反應，但在吃那個之後，便控制不了食慾，晚上也會爬起床吃東西。」

Mirtazapine 是一種抗抑鬱藥。病人吃了之後會非常睏倦，所以此藥最適宜有失眠問題的病人服用。但正如病人所説，這種藥物的其中一個副作用，就是會令病人胃口倍增。小鳥醫生在處方這種藥物之前，往往都會先看看病人的身形。如果太過肥胖，處方則可免則免。

「那麼最近的情緒怎麼樣？」

「情緒沒有怎麼樣，一切也穩定，睡眠也很不錯。」

「那便好了。你吃的這種藥物的確會影響食慾。」

「這還叫好？有什麼其他辦法嗎？」

「當然有。我們可以給你處方 trazodone（曲唑酮），它可以令人產生睡意，但不會增加你的胃口。」

「這是不是安眠藥？」

「當然不是。我們盡量不會處方安眠藥，因為安眠藥容易引起依賴。你從前也有依賴藥物的病史，這個可免則免。」

Trazodone 也是一種容易讓人有倦意的抗抑鬱藥。相比起

mirtazapine，trazodone 較少讓人食慾大增和體重增加。雖然它也有副作用，但每個病人對每隻藥物的敏感度也不同。目前來説，trazodone 是一個較好的選擇。

有很多精神科藥物都會令體重增加。除了剛才説過的抗抑鬱藥 mirtazapine 之外，不少第二代抗思覺失調藥也會影響體重和增加心血管疾病風險，尤其 olanzapine（奧氮平）更加是臭名遠播。另外，情緒穩定劑如 valproic acid（丙戊酸）也會影響體重。若果病人非常在意自己的外觀和身形，在服用精神科藥物之前，一定要跟醫生説清楚。

間中會有一兩個病人向醫生提問，究竟有沒有藥物可以讓體重下降，達至身形纖瘦，卻沒有任何副作用？小鳥醫生通常會幽默地回應一句：「要是有的話，醫生早已經發達，那我還需要在這裏診症嗎？」

令人頭痛的
偏頭痛

精神科藥物也有新舊之分。新的不一定代表比較好，只是可以作為病人的另一個選擇。

有些病人在很多年前已經開始看精神科，他們一直在吃比較舊的精神科藥物。如果情況穩定則相安無事，醫生不會胡亂轉換病人的藥物。但若果情況轉差，醫生便會考慮處方新的藥物。

「最近怎麼樣？」

「情況不是太好。心情低落，沒有什麼動力。」

「為什麼？最近有什麼困擾？」

「就是跟先生的關係啊。他的脾氣不好，我們時常吵架。上次也跟你提及過的。」

這一個病人，因為抑鬱症和安眠藥成癮，多年前向公立醫院精神科求診。經過多年治療，她對安眠藥的依賴已經消滅得七七八八。只是情緒上的問題，還是有一點反覆。

「情緒差了一點，對吧。胃口呢？」

「胃口也不是太好。」

「工作有沒有受到影響？」

「這當然有。上班工作的時候，總是感覺很疲倦。」

「好的，這些都像是抑鬱症初步復發的徵兆。讓我看看你現在吃的藥。這藥比較舊，可能換新的會比較好。」

「這……這好像不太好。我希望繼續吃現在這隻藥。」

病人在精神科覆診的歷史悠久，吃的藥自然比較舊。她服食的是一種叫做 amitriptyline（阿米替林）的抗抑鬱藥。這種藥物可以用來醫治抑鬱和焦慮的症狀，但它的副作用讓多數人避之則吉。除了便秘、口乾、視力模糊、口苦、嘔心等常見症狀之外，還有可能影響心臟跳動的規律。

「為什麼？新藥的副作用可能沒那麼多，治療抑鬱的功效，也可能更加顯著。」醫生一邊詢問病情，一邊翻查病歷紀錄。

「其實以前我也試過轉換藥物。只不過……」

「看見了。你一直有偏頭痛的問題，所以現在服用的藥物可以一石二鳥。轉換新的抗抑鬱藥，或許可以幫助情緒問題，偏頭痛的問題卻得不到解決。」

偏頭痛是一樣很麻煩的東西。很多人以為，偏頭痛跟常見因壓力所致的頭痛差不多，但其實在病理學的角度上來看，兩者有天淵之別。偏頭痛的症狀，比頭痛要嚴重多倍，也不是簡單的按摩和鬆弛可以解決得了。

「那麼，醫生，我可以怎麼辦？」

「我們慢慢來吧。慢慢減輕你現在吃的藥的劑量，然後加上新的抗抑鬱藥。」

「就是兩種藥一起吃？這有沒有問題？」

「這會有一定危險性。尤其是新的藥物會影響肝臟消化 amitriptyline 的能力，間接增加 amitriptyline 在血液中的含量。所以我們要很小心，要先減少 amitriptyline 的處方劑量，還要作定期檢查。」

「這我記得。從前醫生也要我常常做心電圖。」

「對。這隻藥物有可能影響心臟的規律。定期做心電圖也是恰當的做法。」

新一代藥物 duloxetine（度洛西汀），除了能夠提升病人的情緒和動力之外，有研究數據顯示，對於預防偏頭痛的復發也有幫助。一石二鳥，也不是舊派精神科藥物的專利。

Substance Abuse Clinic Substance Abuse Clinic Substance Abuse Clinic Substance Abuse Clinic Substance Abuse Clinic Subs Abus

Substance Abuse Clinic Substance Abuse Clinic Substance Abuse Clinic Substance Abuse Clinic Substance Abuse Clinic Subs Abus

Substance Substance Substance Substance Substance Subs Abuse Clinic Abuse Clinic Abuse Clinic Abuse Clinic Abus

診症室內的
奧賽羅

某些精神科藥物，容易造成性功能障礙。

眼前的這一位病人，早前一直在服用血清素 fluoxetine（氟西汀）。他因為抑鬱症和對安眠藥產生依賴，在濫藥治療診所覆診。血清素對他的病情產生功效，在過往數次覆診，他的病情已經轉趨穩定。

上一次面見這位病人，他卻向醫生投訴，說 fluoxetine 影響他的性功能，令他勃起困難。小鳥醫生表示理解。因為這一種副作用，確確實實是有可能發生的。於是立刻給他轉換另外一隻抗抑鬱藥 bupropion（安非他酮），希望為他減少性方面的煩惱。

「醫生醫生，這次真的不好了。」

「離上一次覆診已經兩個多月，是不是上次給你新處方的那一隻藥，出現了什麼副作用？」

「沒有出現副作用。你給我的藥很好。」

「那麼發生了什麼事？」

「我老婆剛剛發現懷孕。」

懷孕本應可喜可賀，但是在現今寸金尺土的香港，養大一個孩子何止四百萬？要是沒有事先計劃，家中突然出現多一個人需要照顧，

實在是百上加斤。

「沒有做好避孕措施嗎？」

「沒有。因為一直性功能都不是太過靈光。」

「那為什麼好像有點不安？這應該是歡喜的事啊。」

「因為我懷疑⋯⋯我懷疑這孩子不是我的。」

病人這個懷疑也是合情合理。如果一直有不舉問題，太太突然懷孕，病人當然會懷疑孩子是否自己所出。但對於這位病人而言，他剛剛服用新的抗抑鬱藥 bupropion，理論上是可以立刻回復他的性功能，令他的太太懷孕。

「有沒有計算過日期？」

「有。的確在那段時間嘗試行房。」

「那為什麼還在懷疑呢？」

「因為我在射精之前抽出，我應該沒有⋯⋯沒有這麼厲害。」

「射精之前抽出不是一個良好的避孕方法。事實上射精之前也會有精子流出，我想你這是過慮了。」

「但我還是懷疑，想先確定一下，才把他生下來。」

「原來是這樣。但你要想清楚，一旦發現孩子不是親生，你和太太的關係要面對的各種可能性。」

「我還是想測試一下。有沒有什麼方法？」

「方法當然是有，但都不在公立醫院。」小鳥醫生惟有立刻將病人轉介至社工，看看家計會或者其他組織有沒有相類似的服務。

男人懷疑妻子紅杏出牆，古往今來也是常見。莎士比亞四大悲劇之一《奧賽羅》（*Othello*），故事也是以相同基調發展。當然最後主角奧賽羅發現自己的疑心，也只是脫離事實的妄想。

這種名叫 bupropion 的精神科藥物，較少出現性功能方面的副作用，病人理應可以得益。但是塞翁得馬焉知非禍，這結局也是小鳥醫生始料不及。

Substance Abuse Clinic Substance Abuse Clinic Substance Abuse Clinic Substance Abuse Clinic Substance Abuse Clinic Substa Abuse

Substance Abuse Clinic Substance Abuse Clinic Substance Abuse Clinic Substance Abuse Clinic Substance Abuse Clinic Substa Abuse

Substance Substance Abuse Clinic Substance Abuse Clinic Substance Abuse Clinic Substance Abuse Clinic Substa Abuse

良藥變成毒藥

治療濫用安眠藥的病人，很多醫生都希望使用其他精神科藥物去取代安眠藥。

但事實上，在某些情況下，安眠藥並非一定是壞，精神科藥物也未必一定是好。

「很久沒見，對吧？」

「是的。我早前嘗試自行停止服藥，但是⋯⋯」

「睡眠質素開始轉壞，對吧？」

「是啊，所以便回來看醫生拿藥物。」

這一位病人一直對安眠藥產生依賴。醫生嘗試使用其中一種精神科藥物 quetiapine（喹硫平）去取代，最後病人成功戒除安眠藥，每晚只需要服用醫生處方的藥物，便能夠安枕無憂。

「那你在沒有藥的這一段期間，有沒有自行購買安眠藥？」

「有的。但我不是吃很多，現在也沒有吃了。」

「那你早前吃多少安眠藥呢？」

「不是太多吧，總之安眠藥就是不及你們的藥好。吃安眠藥的時

候經常半夜驚醒。」

有沒有聽錯？安眠藥的安眠作用理應比其他精神科藥物為佳。往往就是因為他們的效用太過顯著，才會讓人產生依賴，被人濫用。

翻看病人的紀錄，原來他過往一直服食高劑量的 quetiapine。他所服食的劑量已達到 600mg，而一般作安眠用途的處方則為 25mg。這比一般劑量高出了很多。原來病人每次覆診，也會跟醫生説自己睡得不夠好，要求醫生加藥。積少成多，慢慢便由 25mg 變成了 600mg。

高劑量不好嗎？任何藥物，要是太高劑量也有其壞處。25mg 的 quetiapine 沒有什麼副作用，但是 600mg 的 quetiapine 就應該小心為上。

「好吧。舊的藥我們還是會處方給你，但是……」

「但是什麼？」

「劑量我們會減少一點。這是因為……」

「不要這麼吝嗇吧？我就是要你們的藥才睡得好。」

「這是因為太大的劑量，會令你的身體出現各種不同的副作用。以這種藥物為例，太高的劑量會增加糖尿病、高血脂、心血管疾病等風險。患者也有可能出現手震、坐立不安等症狀。」

「不是吧！我只是想睡得好一點。」

處方任何藥物，醫生也需要平衡利與弊。當利多於弊，藥物便是良藥。但當弊多於利，藥物便是毒藥。到底安眠藥還是 quetiapine 是毒品？這確實令人進退維谷。

Substance Substance Substance Substance Substance Substa
Abuse Clinic Abuse Clinic Abuse Clinic Abuse Clinic Abuse Clinic Abuse
Substance Substance Substance Substance Substance Substa
Abuse Clinic Abuse Clinic Abuse Clinic Abuse Clinic Abuse Clinic Abuse
Substance Substance Substance Substance Substance Substa
Abuse Clinic Abuse Clinic Abuse Clinic Abuse Clinic Abuse

新神農氏嘗百草

久病成醫。有些病人經年累月在不同專科門診覆診，由經驗所累積的知識，有時候真的讓人驚喜。

「請坐。你的手怎麼樣？」

「還是老樣子。」病人的手裝上固定器，移動好像十分困難，「自從上次手術之後就是這樣了，活動仍然有些困難。」

「除了活動之外呢？應該還相當痛楚吧？」

「當然啊醫生，我真的寧願沒有做那一個手術。現在痛得不可交加，晚上睡也睡不安寧。」

這個病人的手腕，早年因為意外仆倒骨折。開始時做了手術固定，只可惜手術不太成功，骨與骨之間出現移位。最近決定再進行一次手術，只可惜事與願違。移位問題雖然得到解決，卻出現新的症狀。

「現在還有濫用咳藥水嗎？」

「跟過往差不多，一天一瓶吧。」

「喝過之後有沒有出現不適？有沒有出現思覺失調的症狀？」

「只是一瓶，沒有這麼嚴重吧。啊！醫生。」

「什麼事？」

「我想問問你們這裏有沒有骨科處方給我的那一隻止痛藥『DF118』？我服用這隻止痛藥之後，竟然可以慢慢戒除咳水。只是現在止痛藥已經用光，我也只好繼續服用咳藥水。」

這位病人因為咳藥水成癮，一直在濫藥治療診所覆診。他一直也有意思戒除咳水，只不過心有餘而力不足，咳藥水濫用還是斷不了尾。

病人的觀察力非常之好。DF118 的主要成分是 dihydrocodeine（雙氫可待因），這跟咳藥水的主要成分可待因（codeine）是同類藥物（opioid，即鴉片類藥物）。除了有止痛的主要功能之外，還可以讓人感到快慰。只不過咳藥水比較容易購買，所以一直成為濫用對象。DF118 是處方藥物，被濫用的可能性自然較低。

「你的觀察力很好，DF118 的確可以替代咳藥水。」

「那便快點處方給我吧，我真的不想再濫用咳藥水。」

「這是因為兩者成分非常相似。換句話說，造成依賴的風險也差不多。如果你打算使用 DF118 替代咳藥水，那只是從一個火坑跳到另一個火坑。」

「但 DF118 還可以給我止痛啊，這可一石二鳥。」

「當你有疼痛的症狀，DF118 造成依賴的風險便會更高。況且……」

「況且什麼？這藥有其他危險性？」

「我們這裏是精神科診所，主要為患者供給精神科的藥物。DF118大多是骨科或者麻醉科處方，我們藥房沒有這種藥物。」

神農氏嘗百草，利用自己身體敏銳的感官猜度不同草藥的機理，從小到大我們一直當神話看待。今天這個病人運用自身經驗，居然嘗試得出兩種不同藥物的相似性。現代西醫當然不能夠親身嘗試藥物，但要讓醫術進步，也必須好好向病人的經歷學習。

Substance Abuse Clinic Substance Abuse Clinic Substance Abuse Clinic Substance Abuse Clinic Substance Abuse Clinic Subst Abus

Substance Abuse Clinic Substance Abuse Clinic Substance Abuse Clinic Substance Abuse Clinic Substance Abuse Clinic Subst Abus

Substance Abuse Clinic Substance Abuse Clinic Substance Abuse Clinic Substance Abuse Clinic Substance Abuse Clinic Subst Abus

一個危險的
誤解

在濫藥治療診所覆診的病人很容易被人誤解，其中最常見的一種，就是醫生認為他們經常藉故索取鎮靜劑或者安眠藥。

「最近幾個星期怎麼樣？」

「不是太好。」病人好像非常疲倦，氣若游絲，「這幾個星期也睡得不好。」

「還有沒有感到焦慮？上次給你的血清素，服用後有沒有不舒服？」

「一開始是不錯的，只是……只是我的睡眠實在太差。慢慢心情越來越差，哪裏都不想去。」

「你以前不是經常到藥房購買安眠藥的嗎？」

「以前我常光顧的藥房最近關門大吉了，我嘗試到其他藥房購買，他們都不肯賣安眠藥給我。」

這個病人也只是第二次來到濫藥治療診所覆診。他有安眠藥依賴問題，睡覺前需要吃，大白天也需要吃。安眠藥可以幫助他入睡，也可以幫助他處理焦慮的症狀。

上一次他的態度非常惡劣，小鳥醫生嘗試處方血清素去解決他的

焦慮症狀，讓他慢慢擺脫對安眠藥的依賴。他卻質疑醫生的判斷，認為醫生應該給他處方安眠藥或者鎮靜劑，減輕他自費購買安眠藥的負擔。

到了這次覆診，他對醫生的態度好像有翻天覆地的改變。由上次的挑釁態度，到現在可憐兮兮的模樣，小鳥醫生心中不禁暗暗的想，這可能是病人索取鎮靜劑或者安眠藥的其中一個招數。

「那麼，你多少天沒有服用安眠藥？」

「已經好幾天了。」

「有沒有購買其他藥物代替，例如鎮靜劑等？我記得上次你說試用過朋友給你的鎮靜劑，效果不錯。」

「朋友也給不了我很多。這幾天也沒有吃。」

「那這幾天有什麼不舒服？」

「完全睡不着，這怎麼說得上是舒服？」

「有沒有手震、心跳、出汗等症狀？」

「手有一點震。」

「那麼肌肉抽搐呢？」

「有時候會有一點輕微的抽搐。」

病人過往每天吃數十粒安眠藥，突然停止服用，會出現嚴重的撤出症狀。失眠只是其中之一，嚴重的個案甚至會有生命危險。過去數年，小鳥醫生也有不少病人因為私下停用安眠藥或者鎮靜劑，突然抽

搐失去知覺，需要進入內科病房治療。

「這樣⋯⋯這樣不如你入院休息一下。你這樣的情況，若沒有適當的治療，可能會有生命危險。」

「我不要入院，我還有很多工作等着我。」

「那麼⋯⋯就這樣吧。我們給你處方大概一至兩個星期的鎮靜劑，鎮靜劑的分量會每天減少，目的就是替代你本身服用的安眠藥，減少嚴重撤出反應出現的機率。」

「好吧。」病人聲線微弱地回答。

處方這分量的鎮靜劑，一般不會造成濫用。因為分量對比起病人平時服用的劑量，實在是小巫見大巫。但這可以避免嚴重的撤出反應，救人一命。

有時候醫生也會誤解病人，以小人之心去度君子之腹；但有些時候病人的需求卻是顯而易見，醫生要分辨誰真誰假。在濫藥治療診所工作的難度，就在這裏。

Substance Substance Substance Substance Substance Substa
Abuse Clinic Abuse Clinic Abuse Clinic Abuse Clinic Abuse Clinic Abuse
Substance Substance Substance Substance Substance Substa
Abuse Clinic Abuse Clinic Abuse Clinic Abuse Clinic Abuse Clinic Abuse
Substance Substance Substance Substance Substance Substa
Abuse Clinic Abuse Clinic Abuse Clinic Abuse Clinic Abuse

酒精濫用的
定海神針

不是太多精神科病人需要入院治療。通常一些高風險病患者，例如有自殺或者暴力傾向的，才需要入院觀察。

有酒精濫用問題的病人，有部分也需要入院治療。

「過來精神科病房之後覺得怎麼樣？」

「很不錯。何時我可以出院？」

「知不知道現在是何年何月？」

「1998 年。」

「現在是早上還是晚上？」

「當然是晚上。現在已經有點睏倦。」

「但外面陽光還是很猛啊。」

「不知道喇。眼睛看得不太清楚。」

「那麼這裏是什麼地方？」

「當然是我家。你是誰，為什麼會在這兒？」

這個病人長期濫用酒精，每天喝十數罐啤酒，日子都在半睡半醒

的狀態下度過。最近半年，他媽媽因身體問題住進老人院。病人沒有工作，同住的哥哥要上班，他獨個兒在家百無聊賴，啤酒越喝越多，精神狀況開始因為酒精出現問題。

最近幾個月他經常因為醉酒在街上突然暈倒，被送入急症室。這次也是同樣情況，醉酒後身體感到不適，結果先被送進內科病房。身體情況穩定之後，因為他說話欠缺條理，好像出現認知問題，內科醫生決定把他轉送至精神科病房。

剛才的一段對話，反映出病人的定向力障礙（disorientation）。他不知時間地點人物，這是比較嚴重的症狀。定向力障礙的可能性有很多，就這個病人而言，可能是因為酒精中毒，也可能是因為酒精的撤出反應。

「你好，請問是某某病人的家人嗎？」醫生嘗試與病人的家屬聯絡。

「是的。我是他的哥哥。」

「我是你弟弟的主診醫生。他最近的情況，不是太過理想對吧？」

「醫生，我們實在照顧不了他。他整天在飲酒和胡言亂語，酒醉後還隨處便溺，不能夠照顧自己。不如安排他住進老人院吧。」

「跟他談過一下，他不是十分願意。」

「再跟他說一說吧，我們實在沒能力照顧他。」

病人的情況看來不是怎麼理想。除了濫用酒精的問題之外，好像還出現認知方面的退化，這需要進一步檢查。

　　我們首先為病人處方鎮靜劑，減少酒精的撤出反應，然後慢慢減少鎮靜劑的劑量。大概一個多星期之後，病人已經不需要倚靠鎮靜劑。

　　在一般情況下，病人的認知能力，在此刻已經可以得到改善。我們嘗試把個案轉介給心理學家，讓他們為病人作一個關於認知能力的詳細評估。

　　「醫生，你好。」聲音從電話的另一端傳出。

　　「你好，請問是不是心理學家？」

　　「是的。你給我們轉介的個案，非常抱歉，我們未能為他作一個關於認知能力的評估。」

　　「為什麼？」

　　「他現在的狀態好像還是比較混亂。說話胡言亂語，文不對題，也不知道現在是何時何地。這樣的狀態下，什麼評估也不能作準。」

　　「原來如此。這沒有問題，在他的狀態回復正常之後，我們再作轉介。」

　　酒精會壞腦，但社會大眾對這方面的知識，好像非常缺乏。長期濫用酒精，會影響病人對維他命 B 的吸收，造成維他命 B 缺乏症。維他命 B 非常重要，一旦缺乏，會造成認知問題。醫學上有一個學名，叫做 Wernicke-Korsakoff syndrome，中譯魏尼克腦病。

　　「病人有沒有在服用 thiamine（硫胺素，也稱維他命 B1）作補充？」小鳥醫生跟上司在開會，上司向小鳥醫生發問。

　　「有的。每天一百毫克。」小鳥醫生回答。

「這樣可能不夠。要知道 thiamine 經常被腸胃吸收，效率不是太高，只有大概 5% 的劑量會進入病人的血液。不如嘗試一下肌肉注射，效果可能會好一點。」

小鳥醫生按照上司的指示，替病人處方了一個療程的 thiamine 肌肉注射。數天之後，小鳥醫生懷着既緊張又興奮的心情，嘗試跟病人談話，看看他有沒有進步。果然，他的精神狀態得到明顯改善，還有一個意外驚喜。

「早前跟你商量過，出院之後你會否考慮到老人院暫住？家裏未必有人照顧到你啊。」

「這也沒有所謂。聽來也是不錯的建議，先給我轉介吧。」

「這非常好。我現在就安排社工……」

「但是，你早前跟我說過這一回事嗎？」

Wernicke-Korsakoff syndrome 是可以逆轉的。只要盡快發現，給予適當的治療，病人的認知能力問題便可以得到明顯改善。當初的迷惘和混亂，也就像發了一場夢一樣。

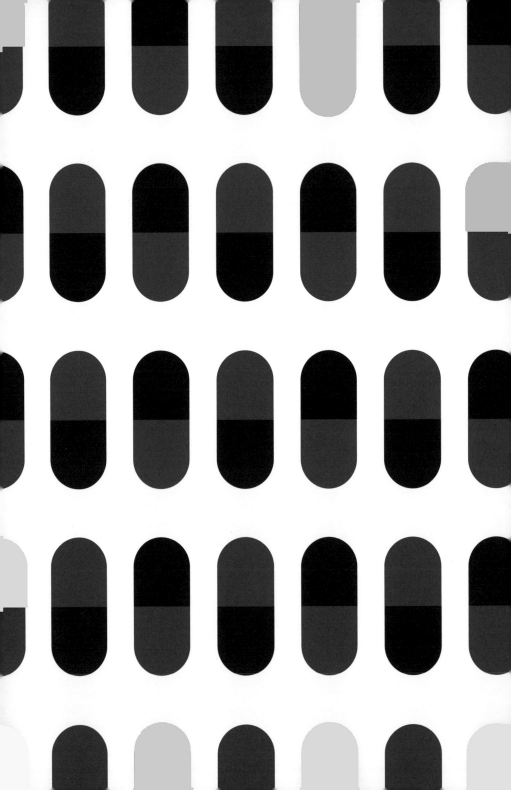

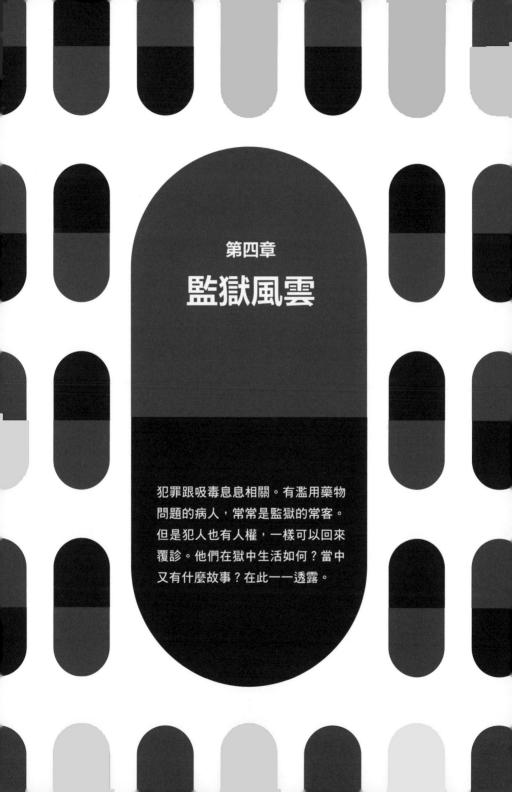

第四章

監獄風雲

犯罪跟吸毒息息相關。有濫用藥物問題的病人，常常是監獄的常客。但是犯人也有人權，一樣可以回來覆診。他們在獄中生活如何？當中又有什麼故事？在此一一透露。

Substance Abuse Clinic Substance Abuse Clinic Substance Abuse Clinic Substance Abuse Clinic Substance Abuse Clinic Subst Abuse

Substance Abuse Clinic Substance Abuse Clinic Substance Abuse Clinic Substance Abuse Clinic Substance Abuse Clinic Subst Abuse

Substance Abuse Clinic Substance Abuse Clinic Substance Abuse Clinic Substance Abuse Clinic Substance Abuse Clinic Subst Abuse

替囚犯處方安眠藥？

　　精神病人覆診，有些會有親友或者社工陪同。在濫藥治療診所覆診的精神病人，身邊陪伴着的人卻有所不同。

　　「請坐。」醫生望向旁邊，「兩位阿 Sir 請坐。」

　　「謝謝。」病人雙手繫着鐵鍊，隨着身體移動發出聲響。

　　「最近怎麼樣？」

　　「沒有怎麼樣。」

　　「那發生了什麼事呢？上次覆診你還是孤身一人。」

　　「我……」

　　這個病人在醫生眼中一直是個乖寶寶，沉默寡言，非大奸大惡之徒。他有飲用咳水習慣，這可能是受朋輩影響，也有可能是他的焦慮情況嚴重，因此喜歡用咳水來紓緩情緒。

　　精神科病人進了監獄，也有看醫生的自由和權利。只要犯人提出，懲教署便會安排職員，由監獄護送病人到診所看病。為了防止他們逃脫，病人的雙手需要繫上兩條粗粗的鐵鍊，同時有兩個懲教職員負責監視。

「醫生⋯⋯我⋯⋯我拿了別人的東西。」

「原來如此。要在那兒逗留多久呢？」

「大概⋯⋯大概兩個月。」

「在那裏慣不慣？」

「不是太過習慣。環境不太理想，晚上總是睡不着。」

　　拿了別人的東西，就是盜竊的罪名吧，醫生一般不會說破。事實上，精神病人，尤其是染有毒癮的病人，社會地位不高。加上現在經濟環境惡劣，為了生活鋌而走險，相信也是逼不得已。醫生不是法官，也無謂作不必要的道德審判。

　　醫治病人卻是醫生的職責。剛進監獄，不少病人也會有睡眠問題。有些是因為環境因素，有些則因為判罪導致情緒變差。

　　睡眠質素變差，尋根究柢找出問題的根源，自然可以對症下藥。但對於入獄的病人，有一個情況，醫生必先考慮。

「睡得不好，讓我們替你調校藥物吧。」

「醫生，我可以要安眠藥嗎？」

「暫時不太適合，加上你有濫藥傾向，服用安眠藥容易產生依賴。我們還是繼續調整你現有的藥物，希望可以紓緩你的緊張情緒，睡得好一些。」

　　服用安眠藥不是十惡不赦。但是面對入獄的病人，處方安眠藥卻是可免則免。

　　容易產生依賴是其中一個原因。但在醫生心底裏的真正原因，是因為對囚犯在監獄裏的行為無從估計。有些囚犯喜歡假意吞服安眠藥，卻是偷偷把安眠藥藏在口中，在四野無人之際再拿出來，然後販賣給有需要人士。

　　對病人是需要有同情心，但同情心需要有所平衡。不然好意有可能被扭曲，為他人鋪上一條往地獄的路。

Substance Substance Substance Substance Substance Substa
Abuse Clinic Abuse Clinic Abuse Clinic Abuse Clinic Abuse Clinic Abuse

Substance Substance Substance Substance Substance Substa
Abuse Clinic Abuse Clinic Abuse Clinic Abuse Clinic Abuse Clinic Abuse

Substance Substance Substance Substance Substance Substa
Abuse Clinic Abuse Clinic Abuse Clinic Abuse Clinic Abuse

反社會人格
的囚犯

被判入獄的罪犯當中，有一大部分人都符合反社會型人格障礙的特徵。

所謂反社會，是指這些人的一言一行，不符合社會要求的道德標準。他們可能經常説謊，可能經常欺騙他人，可能會為着得到某些利益，觸犯法律也在所不惜。

「你好。」

病人看了一看醫生，敷衍地回應了一句。他的雙手繫着鐵鍊，旁邊有兩個懲教職員護送着。

「有一段時間沒有見面啊。」

「是的，剛剛被判了入獄嘛。」

「是什麼罪行？」

「也沒什麼。我自己也不清楚，只是發了一下脾氣，就成了這個樣子。」

這個病人多年前曾經在我們診所覆診，他有濫用冰毒習慣，腦袋因而受到損壞，經常出現幻聽，需要長期服用抗思覺失調藥物。

　　這病人也是監獄的常客。他犯的罪行，不只是藏毒或者是其他跟毒品有關的罪行，還曾經因為盜竊、打鬥、刑事恐嚇等罪行而被判監。是不是反社會人格？真有點像。

　　翻查紀錄，病人這次在街上閒逛，不知何故隨身帶着菜刀。突然間聽到聲音説附近有警察，病人大吃一驚，不知如何處理，於是拿起菜刀，把身旁的玻璃門劈碎。病人現在對自己的所作所為如此輕描淡寫，那他的言論是否真確？

　　「進了監獄，過得慣不慣？」

　　「不是太習慣。」

　　「有沒有出現幻聽？」

　　「有啊，醫生。」

　　「那麼幻聽在説什麼？」

　　「他説我應該盡快出獄，盡快找工作，努力工作。」

　　「原來如此。」醫生轉頭看一看醫療紀錄。

　　「醫生，我有一個請求。」病人定睛看着醫生，「可不可以給我寫一封求情信？我真的會很努力。」

　　這個病人的幻聽真的非常特別。幻聽的內容雖然人人不同，但內容以負面居多。有時候是在辱罵病人，有時候是在討論病人的一舉一動，有時候是在重複病人心中的想法。但是如此正面和激勵性的幻聽對白，小鳥醫生還是第一次聽見。

可能這是事實，但也可能是病人希望博取同情的方法，讓醫生給他寫求情信。反社會人格病人善於說謊，利用他人的同情心。只是這個謊言未免太過誇張。

「醫生，能不能給我寫？」

「我們才第一次見面，怎麼給你寫？況且……」

「況且什麼？」病人憤怒地說，「只是寫一封信吧。」

「冷靜一點，我只是想說……」

「說些什麼，說不說也是不肯寫。我也不知道來看醫生是幹什麼，真是廢物。」

反社會人格的病人，情緒管理比較差，想得到的東西便要立刻得到，得不到的便會發脾氣，情緒失去控制。這位病人便是一個很好的例子。

事實上，早前已經有其他鑑證精神科的醫生，在小欖醫院替他撰寫醫療報告。醫療報告分量舉足輕重，也不是一兩封求情信可以左右。小鳥醫生的角色，也只是替他處理其他精神方面的問題。

「那現在怎麼樣？那現在怎麼樣？」病人怒氣沖沖地說，好像以為憤怒可以逼得小鳥醫生屈服。

「放心放心。」小鳥醫生溫柔的說，「你的表現這麼好，又有這麼大的決心重投社會，我們一定替你好好想想的。放心吧，先出去等一等。」

以其人之道，還治其人之身。小鳥醫生說了一個謊，讓病人真的

以為自己會替他的官司打算。看見病人情緒慢慢回復平靜，再由懲教職員慢慢帶出診症室，小鳥醫生心想，可能自己也有些反社會人格障礙。

Substance Substance Substance Substance Substance Substa
Abuse Clinic Abuse Clinic Abuse Clinic Abuse Clinic Abuse Clinic Abuse
Substance Substance Substance Substance Substance Substa
Abuse Clinic Abuse Clinic Abuse Clinic Abuse Clinic Abuse Clinic Abuse
Substance Substance Substance Substance Substance Substa
Abuse Clinic Abuse Clinic Abuse Clinic Abuse Clinic Abuse

真傷·假傷，
醫生不是藥箱

被判監之後，犯人需要在監獄中工作。

對於犯人而言，工作可以是一種再教育，也可以是一個機會。他們可以學習技能，也可以換取微薄薪金，在監獄購買所需用品。

但正所謂道高一尺，魔高一丈，監獄中的工作機會，對這位病人而言，卻有着其他用途。

「醫生，你好。」病人由兩個懲教職員護送，一臉痛苦的樣子，慢慢走進診症室。

「最近怎麼樣，好像有點不舒服？」

「是的。最近在監獄工作，搬運重物時肩膊受了傷。」

「有沒有看醫生？」

「有看監獄中的醫生。醫生，可不可以給我開止痛藥 tramadol（曲馬多）？」

在監獄受傷十分常見，是真是假不得而知。眼前的這一位病人，長期濫用藥物，這一次因為盜竊入獄。在過往的醫療紀錄之中，提及了他反社會人格障礙的傾向。反社會人格障礙的病人經常說謊，善於操控他人。面對這個案，真的要加倍小心。

127

Tramadol 是一種止痛藥，但是它的化學成分結構與海洛英相似，病人長期服用，很容易對這種藥物造成依賴。有些人會濫用這種藥物，就像濫用海洛英一樣，從中獲取快感。

「監獄中的醫生沒給你開足夠的止痛藥嗎？」

「他開的那些完全不行。醫生，我只是要一點。」

「要是藥物不行，監獄中的醫生有沒有給你轉介骨科或者痛症科？」

「他已經給我轉介了，說可以在三個月之內覆診。醫生，只給我三個月劑量的藥好嗎？」

打開病人的電子醫療紀錄，要是成功轉介個案必定有紀錄的。但是事與願違，電腦之中沒有病人覆診骨科的預約紀錄。

「那你現在還有沒有工作？」

「沒有啊。」病人大叫一聲，「這麼的痛，哪裏可以工作？」

「這真的應該多休息休息。」

「還不是嗎，沒有工作就沒有收入。醫生，我很痛苦啊，快點給我止痛藥。」

「好吧，醫生替你想一想。」轉頭向懲教職員微笑道，「你們跟病人先出去等一等吧，醫生會安排妥當的。」

醫生當然不會安排妥當。病人若然是真傷，監獄的醫生自然會作出適當治療，或者轉介其他專科。病人若然是假傷，那麼他便是藉助傷勢逃避工作，還要騙取止痛藥，供濫用或者販賣之用。

最重要的一點，大家可能意想不到。

小鳥醫生在病人走出診症室之後，致電藥房詢問：「你好。請問你們有 tramadol 這隻藥嗎？」

「我們沒有。」

「好的，謝謝。」

本來無一物，何處惹塵埃。任病人有三寸不爛之舌，即使説服了醫生，也説服不了藥房。

Substance Substance Substance Substance Substance Subs
Abuse Clinic Abuse Clinic Abuse Clinic Abuse Clinic Abuse Clinic Abus
Substance Substance Substance Substance Substance Subs
Abuse Clinic Abuse Clinic Abuse Clinic Abuse Clinic Abuse Clinic Abus
Substance Substance Substance Substance Substance Subs
Abuse Clinic Abuse Clinic Abuse Clinic Abuse Clinic Abus

舞龍舞獅
無自由

華人社會大時大節，必定有舞龍舞獅。

小時候看見舞獅總是雀躍萬分，兩隻色彩斑斕的獅子互相輝映，氣氛熱鬧，令我也不禁真誠地喝彩兩聲。幻想自己有朝一日，可能也有機會成為舞獅團隊的其中一員。

「請坐。兩位阿 Sir 也請坐。」

「謝謝醫生。」這位病人被兩個懲教職員押送進入病房。

「你好。最近怎麼樣？」

「還不錯，也很適應。懲教署容許我攜帶藥物入獄，所以精神狀態也沒有出現什麼問題。」

「那便好了。這次是因為什麼原因入獄？」

這位病人有正當職業，只是一直有服用冰毒的習慣。因為出現了思覺失調症狀，需要來到濫藥治療診所覆診。

他沒有任何犯罪紀錄，一直單獨前來覆診。雖然外觀上有點亦正亦邪，卻非大奸大惡。這次入獄的原因，不禁令人產生疑惑。

「無牌舞獅。」

「原來如此。無牌舞獅一般不會判這麼重，還有什麼其他罪行？」

「同時被人發現有盜竊的行為。」

「原來如此。那麼現在有什麼打算？」

「出獄之後再說吧。現在於監獄中也不想打算這麼多。」

　　舞獅需要牌照的嗎？小鳥醫生其實也不是那麼清楚，之後做了一點資料蒐集，才發現箇中玄機。

　　原來大概在 1981 年，那時香港還有很多不同的武館，教授平民百姓中國武術。武館之間存在競爭，需要為自己作宣傳，而宣傳的其中一種方法，就是舞龍舞獅。

　　自個兒舞獅確實沒有什麼問題，但是武館之間卻喜歡借舞獅為名，互相比拼功夫。本來富有表演價值的舞獅活動逐漸演變成驚險的打鬥場面。政府認為這確實需要規管，自此之後，所有舞獅的組織都需要向警方索取牌照。

「話說回來，從前未聽過你有舞獅的習慣，是從何時開始的？」

「這個……這個……是朋友介紹的。」

「原來如此。是哪裏認識的朋友？」

「只是萍水相逢的朋友吧，也不是很熟稔。」

「那麼除了舞獅，你們還有沒有其他的活動？」

「我也不記得那麼清楚了。醫生，給我從前的藥便好，不要問太多吧。」

根據官方資料，過往數年因為無牌舞獅被捕的人之中，大多數有犯罪紀錄或者三合會背景。這是因為隨着時代變遷，武館雖然銷聲匿跡，取而代之的卻是不同社團借着舞龍舞獅進行犯罪活動。最常見的例子，有如非法收取金錢利益（例如以收利是形式）。

病人對醫生的提問支支吾吾，相信他進行的活動當中，必定有不少不可告人的秘密。醫生不是法官，沒有需要作出任何道德判斷。既然案情不影響治療本身，也沒有必要繼續問下去。

「好吧，你們先出去，覆診紙和藥單等一會兒會給你們。」

「謝謝醫生。」

「出獄之後小心一點，不要重蹈覆轍，要小心認識朋友。」

舞獅已被納入香港非物質文化遺產項目，這流傳千年的民間表演藝術，想不到背後卻可能牽涉到犯罪行為。想起小時候天真的小鳥醫生，不禁對現實感到唏噓。既懷緬孩提時候的一片純真，也盼望這國粹不要變質。

Substance Abuse Clinic Substa Abuse

最嚴厲的
懲罰

坐牢對犯人而言，是否最嚴重的懲罰？在法律上這答案是肯定的。在現實上，這卻有所斟酌。

「請進。」

兩個懲教職員齊聲說道：「醫生，你好。」

病人雙手鎖着手扣，被懲教職員拉到椅子前方坐下。

「最近怎麼樣？」

「沒有怎麼樣。」病人弱弱的回答。

「適應獄中的生活嗎？」

「還可以，沒有欺凌別人。」

「上次給你開的藥，感覺怎麼樣？」

「沒有什麼問題，睡得不錯。」

「還有沒有出現幻聽？」

「沒有了。精神狀態很好。」

記得這個病人上次來覆診的時候還是氣焰逼人，說話不可一世，

對醫生處方的藥物諸多要求。過了幾星期後再覆診，判若兩人，反差的確讓人吃驚。

眼前這個病人神情落寞，體態消瘦，跟數個星期前相比，就像一個洩了氣的氣球。剛剛他才說適應獄中的生活，為什麼他的狀態還是如此不堪？

「知不知道何時出獄？」

「不知道。我想是新型病毒的關係，審期一拖再拖。」

「家人有沒有探你？」

「媽媽每個星期也會來探訪。」

「那麼女朋友呢？」

「這……可沒有。她有別的事要做，不是太過空閒。」

這位病人一直有依賴冰毒的問題。這次入獄，是因為吸毒後的暴力問題。入獄代表強制戒毒，但病人由內而外散發出的憂愁，卻不是因為血液之中缺少毒品所致。

他入獄之前跟女朋友同居，只是關係一直若即若離。女朋友在他入獄之後沒有探訪，恐怕他們的關係已經出現變數。

而最令人受不了的，卻是一再押後的審期。一日未判刑，一顆心總不能踏實。時刻憂慮自己的前途，更遑論去計劃出獄後的生活。

市井之間有一句歌謠，用來詛咒敵對勢力分子——「恭祝你一受兩三籠，慶賀你審期押後。」坐牢不是最嚴厲的懲罰，最折磨人的，卻是還未判刑的日子。

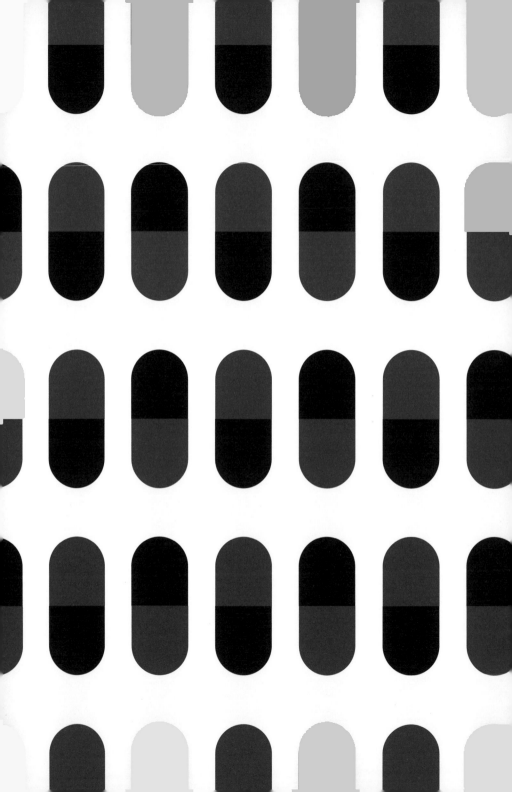

第五章

感動一刻

治療濫藥病人的感動一刻，當然是
他們決定戒毒的那一刹。戒毒之
後生活得到改善，這也是我們樂於
看見。有人說過，幸福的家庭總是
千篇一律。但每個吸毒者的成功經
歷，在醫生心中卻是獨一無二的故
事。

Substance Substance Substance Substance Substance Subst
Abuse Clinic Abuse Clinic Abuse Clinic Abuse Clinic Abuse Clinic Abus

Substance Substance Substance Substance Substance Subst
Abuse Clinic Abuse Clinic Abuse Clinic Abuse Clinic Abuse Clinic Abus

Substance Substance Substance Substance Substance Subst
Abuse Clinic Abuse Clinic Abuse Clinic Abuse Clinic Abus

戒毒中認識
《聖經》人物

　　病人到醫院覆診，有時會帶同親友。對於精神科病人來說，親友的出現不單是對病人的支持，還可以讓醫生更加瞭解病人的狀況。

「你好，請坐。」

「醫生，你好。」

「今天多帶了一個人來，對吧？」

「是的。這是我的男朋友。」

　　眼前的這一個女病人，最近幾次覆診，也是獨自一人。早前見過她跟其他人一起來，但那些人也只是院舍職員。

　　什麼院舍？院舍跟她有什麼關係？

「你最近還是在馬鞍山嗎？」

「是的。」

「適應那裏的生活嗎？根據我的記憶，你從巴拿巴轉到馬鞍山也不是很長的時間。」

「很是適應，那裏環境很不錯。」病人輕輕一笑。

什麼是馬鞍山？巴拿巴又是什麼？這些都不是暗號，而是一些配有長期住宿計劃的戒毒康復服務。

巴拿巴是《聖經》中的一個偉大人物。而這簡稱為「巴拿巴」的戒毒機構，全名則是「基督教巴拿巴愛心服務團」，顧名思義，這個團體是以《聖經》真理作為治療基礎。

在小鳥醫生工作的地區，很多有吸毒問題的少女也會被轉介到巴拿巴。她們有的是自願，有的卻是因為干犯與毒品有關的罪行，被法官判入這一個中心。巴拿巴在南丫島有一個訓練之家，為女性吸毒者提供為期九個月的住院服務。期滿後轉送馬鞍山中途宿舍，為重返社會作準備。

「上一次把你的藥物作了一點調整，睡眠好了點沒有？」

「好了一點。謝謝你。」

「不用謝。這個 quetiapine（喹硫平）不是安眠藥，上癮的風險較低。但也要緊記，有需要時才可服用。」

「知道了，醫生。」

「那麼，關於未來，你有什麼打算？」

「我會繼續讀書，現在已經報讀了一些專業的文憑課程。」

「這非常好。」醫生不斷點頭。

巴拿巴雖然是福音戒毒中心，希望以《聖經》真理和靈命成長為治療的基礎和目的，但是除了宗教的手段之外，他們還會為吸毒者提供不同方面的教育。在南丫島的訓練之家，院友可以重新學習中學未

曾接觸的知識，可以學習新的技藝，可以學音樂，還有很多很多其他方面的技能。

提供這些教育的目的，不是為了作職業訓練用途，而是藉此令她們重新建立自己，發掘自己的優點和能力。當一個人有了真正屬於自己的東西，選擇重投毒海的可能性便會減低。興趣、事業、伴侶、尊嚴，這些一切都是她們所需要的。

病人帶着多一個背影離開，小鳥醫生心想，濫用藥物不是絕症，也不是十惡不赦。濫藥人士也許需要比其他精神科病人更多的愛和關懷，慢慢去建立屬於自己的世界。

Substance Abuse Clinic Substance Abuse Clinic Substance Abuse Clinic Substance Abuse Clinic Substance Abuse Clinic Substa Abuse

Substance Abuse Clinic Substance Abuse Clinic Substance Abuse Clinic Substance Abuse Clinic Substance Abuse Clinic Substa Abuse

Substance Abuse Clinic Substance Abuse Clinic Substance Abuse Clinic Substance Abuse Clinic Substance Abuse Clinic Substa Abuse

脫離戒毒中心
的唯一方法

今天來覆診的病人，是另一個從南丫島遠道而來，基督教巴拿巴愛心服務團的女院友。

「最近好嗎？」

「還不錯。到那裏已經兩三個月，適應方面也沒有什麼問題。」

「有沒有認識到什麼新朋友？」

「這當然有。他們對我很不錯。」

「在巴拿巴最喜歡做些什麼呢？」

這個女院友，最近才被轉介至小鳥醫生的濫藥治療診所。在這之前，她雖然有吸毒問題，但不是怎麼影響生活。

只是最近受情緒困擾，無從發洩，惟有繼續沉溺毒海。最後因工作表現欠佳，被迫辭職。面對生命突如其來的轉變，她選擇接受親友的意見，自願進入巴拿巴的南丫島戒毒中心，接受他們的福音戒毒療程。

「也⋯⋯也沒有喜歡做什麼，都是跟其他人差不多了吧。」

「巴拿巴有很多興趣班，可以習得一技之長。你現在有沒有在學

141

些什麼？」

「有啊，我正在學打字。」

「是中文字，還是英文字？」

「中文字。是用倉頡輸入法打出來的。」

「什麼？這真酷。醫生這些年來一直學不會中文打字。你還是用倉頡打出來，真的很厲害。」

病人當然不知道眼前的就是小鳥醫生。說起來慚愧，小鳥醫生真的一直也不懂倉頡輸入法，只是採用其他科技，讓自己的寫作更加順利。

病人需要鼓勵，他們需要知道自己一直花心血學習的東西不是普通的興趣班，而是一些實實在在可以替自己謀生的技能。這樣他們可以慢慢建立目標，一步一步重新發展自我，以巴拿巴作為跳板，重新融入社會。

「最近你的情況還不錯，十分穩定。我看下一次覆診……」

「下次覆診在多少星期之後？」

「情況穩定就不用太過頻密，就兩個月吧。」

「我不是這個意思。我是想覆診頻密一點。」

「為什麼？」醫生心中暗喜，以為病人欣賞自己的醫術。

「我只是想多點呼吸新鮮空氣，不要再困在南丫島，好像與世隔絕似的。」

　　小鳥醫生這個誤會也真的太丟臉，幸好沒説出口，否則尷尬不已。

　　病人想盡快離開戒毒中心，這當然有辦法，那就是做好現在的功夫，學得一技之長，為未來日子作準備。回歸社會之後，融入新的生活沒有難度，重歸毒海的可能自然大大降低。

Substance Substance Substance Substance Substance Subs
Abuse Clinic Abuse Clinic Abuse Clinic Abuse Clinic Abuse Clinic Abus
Substance Substance Substance Substance Substance Subs
Abuse Clinic Abuse Clinic Abuse Clinic Abuse Clinic Abuse Clinic Abus
Substance Substance Substance Substance Substance Subs
Abuse Clinic Abuse Clinic Abuse Clinic Abuse Clinic Abus

轉換環境與
轉換心意

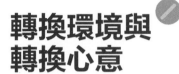

　　轉換一個新環境，對有濫藥問題的病人來說，是一個不錯的選擇。

　　有些時候，就算病人有心戒毒，但待在舊的環境之中，圍繞着生活圈子的還是有濫藥問題的朋友，面對的誘惑始終太大。只有在新的環境，才可以重新建立屬於自己的新生活，一步一步遠離毒海。

　　「最近怎麼樣？」

　　「也沒有怎麼樣。只是經常待在家中，沒有什麼其他活動。」

　　「那麼，現在還有沒有碰毒品？」

　　「沒有啦。上次在巴拿巴中途出走之後，答應過媽媽不會再碰毒品，不然又要回到那些戒毒中心了。」

　　這個病人有濫用冰毒的習慣，冰毒令她出現思覺失調的症狀。在思覺失調症狀影響之下，她曾經有不少暴力行為，例如破壞公物等。

　　上一次，這位病人因為思覺失調症狀入院。出院之後，醫務社工替她安排進入巴拿巴愛心服務團的戒毒中心。只是病人在戒毒中心非常不習慣，跟其他院友的關係也不是太理想。由於她是自願戒毒，跟家人商量之後，家人願意迎接病人回家居住，條件就是她要遠離毒品。

「早前，你説過服藥之後有一點口乾，對吧？」

「是的。」

「你本來服食的藥物，我們上次減低了一點劑量，並給你處方了一種新藥，感覺如何？」

「還不錯。睡眠質素進步不少，只是還有口乾的情況。」

「那麼，不如我們繼續給你轉換藥物吧。這次我們不給你處方本來服食的藥物，然後再把新藥的劑量調高。怎麼樣？」

「不了，醫生，每次轉換也需要時間適應。現在雖然還有一點口乾，但尚且還接受得了。」

不論是轉換環境還是調校藥物，醫生的建議雖然基於病人的利益，但若果病人出現適應上的困難，當初的好意也未必能夠成就美滿結果。

對於大部分有濫藥問題的病人來說，轉換環境是不錯的選擇。但像這一位病人，轉換環境卻轉換不了心境，甚至產生另一些情緒或人際關係問題。每個濫藥病人的情況都不一樣，最重要是病人是否有改變的意願，繼而找出最適合自己的方法。

Substance Substance Substance Substance Substance Subs
Abuse Clinic Abuse Clinic Abuse Clinic Abuse Clinic Abuse Clinic Abus
Substance Substance Substance Substance Substance Subs
Abuse Clinic Abuse Clinic Abuse Clinic Abuse Clinic Abuse Clinic Abus
Substance Substance Substance Substance Substance Subs
Abuse Clinic Abuse Clinic Abuse Clinic Abuse Clinic Abus

輸贏難分的
一場投資騙局

滥藥診所的病人會不會投資？當然會。病人也是人，部分病人的投資行為，甚至比正常人還要狠。

「最近皮膚黑了不少。工作有點忙，對吧？」

「是的。整天要在室外替牆壁髹油，好不辛苦。」

「這也是真的。尤其是現在夏日炎炎。」

「對。室內還好一點，室外的話，真的讓人受不了。還要爬梯，我最害怕的就是爬梯。」

這個病人長期滥用冰毒，曾經因此出現思覺失調症狀，有幻聽及幻覺。他吃藥不是太準時，喜歡吃便吃，不喜歡吃便不吃。醫生只好把口服藥轉為針劑，每四星期注射一次。

幸好，抗思覺失調藥物的針劑對這位病人產生效果。在過往數年的覆診，病人情況穩定，甚至乎開始就業，也慢慢減少使用冰毒。

「早前你跟我説的投資呢？現在如何？」

「不要提。」

「跟醫生説一説吧。」

「那些在網上的投資，全部都是騙局。早前雖然獲利不少，但是每當我希望把利潤提取出來的時候……」

「他們就會叫你先轉賬一定金額，給他們作為提取費。轉賬之後卻沒有回音，對吧？」

「你怎麼知道的呢？不要再說了。因為這些騙局，我浪費了不少時間和金錢。」

在早前數次覆診，這個故事其實已聽了數遍。但病人的態度如此決絕，還是第一次碰到。可能在過往，病人還抱有一絲希望。但重複受騙之後，已經全然絕望。

濫藥的病人或者思覺失調的病人，是否比正常人更加容易受騙？科學上暫時沒有數據證實。但思覺失調影響投資判斷，這可能性還是存在的。

聽過一個故事，事主是一個思覺失調患者，長期受到幻聽困擾。每當復發的時候，幻聽叫他加倍投資槓桿交易，他也言聽計從。可惜幻聽不是神來之音，令他損失一大筆錢財，走進地獄之門。

「那麼，最近有沒有服用冰毒？」

「最近真的減少了很多。」

「真的嗎？這很不錯哦。」

「現在的冰非常昂貴，也不是常常有貨源供應。我的財政狀況也……總之就是不常玩了。」

關於冰毒的供應，小鳥醫生其實也算接近行情。醫生當然沒有吸

食冰毒的習慣，只是每天也跟不少濫藥的病人談話，大概知道市場情況。實情是當時冰毒的價格沒有怎麼上漲，病人的描述也只是藉口，掩飾自己墮進投資騙局的損失。

有的時候，當病人遇上生活上的壓力，他們會較容易重投毒海。這個病人雖然被騙財，卻誤打誤撞贏回了健康，也算是不幸之中的大幸。

Substance Abuse Clinic Substance Abuse Clinic Substance Abuse Clinic Substance Abuse Clinic Substance Abuse Clinic Substa Abuse

Substance Abuse Clinic Substance Abuse Clinic Substance Abuse Clinic Substance Abuse Clinic Substance Abuse Clinic Substa Abuse

Substance Abuse Clinic Substance Abuse Clinic Substance Abuse Clinic Substance Abuse Clinic Substance Abuse Clinic Substa Abuse

冒昧請求的
弦外之音

治療精神科病人，重要的不是治好他們的病，而是要回復，甚至提升他們的「功能水平」，讓他們重投社會，發揮潛能。

「最近怎麼樣？」

「情況還是差不多，醫生。」

「平常一般做些什麼？」

「都是在做一些兼職，希望未來可以找到一份全職工作。」

「這便好了。那現在的工作辛苦嗎？」

「還可以。兼職尚算可以應付，但全職的話便有一點擔心。」

看一看舊紀錄，這一位有濫用冰毒習慣的病人，在剛剛來到我們診所覆診的時候，還是無業的狀態。現在有一些兼職，也算是一個進步。

就業對濫藥病人來說尤其重要。要知道沉溺毒海對於任何人而言，只是一種選擇，卻不是一個必然。如果能夠建立一個完整的自我，生活在一個健康的環境，有支持自己的親友，以及讓自己充滿成功感的工作，未必會有人選擇吸毒。

149

醫生的其中一個工作，就是要循循善誘，讓他們慢慢建立自我，重投社會，遠離毒海。

「你好。兩個多月沒有見，最近怎麼樣？」同一個病人在兩個月後覆診。

「最近沒怎麼樣啊，醫生。只是，我有一個請求。」

「怎麼了？」面對突如其來的發問，醫生有一點驚訝。

「我不想再每四個星期打一次針。我聽說這些針藥有其他配方，病人可以每十二個星期才作一次藥物注射。」

「這也是有的。但……但為什麼呢？」

跟其他濫用冰毒的病人一樣，這位病人從前因為吸毒，慢慢開始出現幻覺，需要長期注射抗思覺失調藥物的針劑。

「醫生，我不想再這麼頻密的來覆診。」

「為什麼？」醫生緊張地說。

「不是你們做得不好，只是我怕影響工作，不想常常請假，引起同事不滿。」

有不少病人，常常為了面子吹噓自己，說將會計劃找全職工作，投下很多空頭支票。每次覆診也如此承諾，但是從沒有真正行動。

這個病人的要求，表面上是對覆診厭倦，實質卻反映出他一直的努力，表現出重投社會的決心。小鳥醫生帶着欣賞的目光，趕緊在電腦更改藥單，配合病人的這一個要求。

Substance   Substance   Substance   Substance   Substance   Substa
Abuse Clinic Abuse Clinic Abuse Clinic Abuse Clinic Abuse Clinic Abuse
Substance   Substance   Substance   Substance   Substance   Substa
Abuse Clinic Abuse Clinic Abuse Clinic Abuse Clinic Abuse Clinic Abuse
Substance   Substance   Substance   Substance   Substance   Substa
Abuse Clinic Abuse Clinic Abuse Clinic Abuse Clinic Abuse Clinic Abuse

最想收到的 禮物

在精神科工作，無論醫術好不好，也總會有一兩個病人向醫生表達心意，贈送禮物，鼓勵醫生繼續努力工作。

「醫生，這是給你的。」病人拿着一瓶果汁茶。

「真的嗎？謝謝你。」醫生看了一看，「這個不便宜啊。這個……」

「你不願意收下來嗎？」

「就這樣吧。醫生就收下這一次，但下次你再帶來的話，醫生是堅決不要的了。每次也買東西來，對你們來說也是負擔。」

每天替無數病人覆診，偶爾有病人贈送小小心意，對醫生來說，其實鼓舞非常。可是，雖然禮物不太昂貴，但也要提醒病人，不能每次覆診也這樣做。

有的時候，診症時收到的一些禮物，卻會替自己增添壓力。

「醫生，這是給你的。」另一位病人在門診覆診。

「這包零食……這包零食很是特別。」

「是的。我特意為你選購，希望你喜歡。」

「好的，先謝謝你。最近怎麼樣？」

病人跟醫生傾談一會，最近情況總算穩定。臨走之前，病人突然冒出了一句，「醫生，我那份傷殘津貼……續期應該沒有問題吧？」

其實只要病人有需要，又符合續期的資格，小鳥醫生一般不會中斷病人的傷殘津貼。當然也決不會因為一些小禮物影響自己的判斷。但是，當贈送禮物背後潛藏着利害關係，一切便會變得複雜。就是因為這種情況，小鳥醫生最近也常常拒絕病人的饋贈。

小鳥醫生只收非常便宜的禮物，最好是心意卡或者是一些自行設計的手工。這些禮物充分代表着病人的心意，而小鳥醫生也一直珍而重之，把它們收藏在家裏或是辦公室。

小鳥醫生最想收到的禮物，其實是病人康復和重投社會的好消息。令病人可以重回生活正軌，也是每一個醫生行醫的信念和動力吧。

Substance Substance Substance Substance Substance Substa
Abuse Clinic Abuse Clinic Abuse Clinic Abuse Clinic Abuse Clinic Abuse

Substance Substance Substance Substance Substance Substa
Abuse Clinic Abuse Clinic Abuse Clinic Abuse Clinic Abuse Clinic Abuse

Substance Substance Substance Substance Substance Substa
Abuse Clinic Abuse Clinic Abuse Clinic Abuse Clinic Abuse Clinic Abuse

上天開的
另一扇窗

有沒有遇過病人抱着小孩來覆診？當然有。

「請坐。最近怎麼樣？」

「一般吧。睡得不是太好。」病人抱着一個嬰兒，旁邊也帶着另一個兩至三歲的小孩。

「是難以入睡，還是經常半夜醒來？」

「經常半夜醒來。」

「是有一點壓力，對吧？」

這個病人從前有吸毒習慣，也曾經有抑鬱問題。但近年情況已經轉趨穩定，也沒有再沉溺毒海。

她總共有三個小孩，大一點的那個正在上學，她只帶上年紀小的兩個孩子前來覆診。病人帶上自己的孩子來覆診，其實還有着其他的信號。

「是的。就是要照顧小朋友，壓力頗大。」

「對呀。小朋友還小，耗費的心力也是蠻大的。有沒有人提供協助？」

「媽媽有提供一點幫忙，但其餘的還是要靠自己。」

單親家長需要承受巨大壓力。有的雖然不需要工作，但其實照顧自己的孩子，也不比全職工作輕鬆。兩者之間的工作性質不同，但其實也極度艱辛，照料孩子還要沒有工資回報。

那小孩的爸爸呢？每個單親家庭，也有不同的故事。

這個病人當初是由兒科轉介過來。為什麼是兒科？病人的年齡老早就超過十八歲。事實上，出現問題的不是病人，而是她的三個子女。

有一天，她其中一個子女向學校社工透露爸爸疑似在家吸毒。小孩子天真無邪，不知後果，可能是出於好奇，才向旁人坦白。病人的三個子女被送到兒科病房作詳細檢查，他們的尿液樣本之中都被發現含有冰毒。

醫院當作疏忽照顧處理。病人那時候已經搬回老家，跟自己的父母居住，醫院容許病人照顧三個子女。可能是因為這件事或者其他原因，病人最終與三個子女的爸爸分開了。

「最近沒有濫用其他藥物嗎？」

「沒有碰毒品很久了。」

「這很好。我們開給你的藥，有沒有吃得不舒服？」

「沒有。」

「好的。那就讓我們調整一下你的藥物，希望你睡得好一點。但你也要調整一下自己的生活，多做自己喜歡的事情。」

「好的，醫生，謝謝你。」轉過頭跟兒子說：「快點跟醫生道謝。」

　　前男友有吸毒習慣，病人也深受前男朋友影響。跟男朋友分開之後，因為環境的轉變，病人成功戒除毒癮。現在她是一個好媽媽，把兒女的利益放在首要位置。塞翁失馬，焉知非福。獨自照顧兒女雖然艱辛，但這也是上天給這病人開的另一扇窗。

Substance Abuse Clinic Substance Abuse Clinic Substance Abuse Clinic Substance Abuse Clinic Substance Abuse Clinic Subs Abus

Substance Abuse Clinic Substance Abuse Clinic Substance Abuse Clinic Substance Abuse Clinic Substance Abuse Clinic Subs Abus

Substance Abuse Clinic Substance Abuse Clinic Substance Abuse Clinic Substance Abuse Clinic Substance Abuse Clinic Subs Abus

吸毒兄妹的
相互影響

很多精神病也有遺傳性，這包括精神分裂、躁狂抑鬱、抑鬱、專注力不足及過度活躍症等。濫用藥物這種情況又是如何呢？

「你好，請坐。」醫生同時向着一對兄妹點頭。

「你好，醫生。」兄妹異口同聲。

「好吧。這次先看妹妹，最近怎麼樣？」

這對兄妹都對海洛英產生依賴，本來打算使用安眠藥替代海洛英，他們卻不知道安眠藥也會成癮。結果安眠藥越吃越多，怎麼也戒不掉。

「最近也不是睡得很好。」

「是嗎？還在擔心男友對吧？」

「對啊。不知他何時才會獲得釋放，也不知他在監獄中如何，真的令人擔心。」

「有沒有吃多了安眠藥？」

「說沒有也是騙你的，醫生。有沒有一些別的藥物，可以讓我睡得好一點？不是安眠藥也沒所謂。」

「這當然有，盡力替你調校吧。」

妹妹比哥哥先到濫藥治療診所覆診。她的情況一直反覆，卻是因為心中牽繫着獄中的男友。問世間情是何物，正是如此。

「那哥哥呢？最近怎麼樣？」

「醫生，我最近也睡得不太好。」哥哥滿臉倦容的回答。

「那你有什麼其他的壓力？」

「就是媽媽啊。我們倆跟媽媽一起住，我要肩負起照顧媽媽的責任。但是……」

「媽媽的身體狀況轉壞？」

「是的，最近不怎麼樂觀。她在深夜經常需要照顧，害得我整晚睡不着。」

「那麼……那麼有沒有其他人幫忙照料？」

哥哥急着回答：「妹妹工作比較繁忙，是家中主要收入來源，晚上需要休息。我只是打打散工，還有氣力照顧媽媽。」

「原來如此。你們真的孝順，但也要好好照顧自己的身體。多點休息，多點做自己喜愛的事。」

人的成長，深深受到兄弟姊妹所影響。濫用藥物如是，其他方面也如是。

有人做過一個研究，訪問一百三十二個濫用藥物病人的兄弟姊妹，看看他們是否同樣有濫藥習慣，以及看看當中有什麼風險因素。

研究結果發現，在這一幫兄弟姊妹當中，他們過去有否曾經接觸毒品，跟他們的兄弟姊妹是否有濫藥習慣，有着密不可分的關係。除此之外，他們過去曾否接觸毒品，也取決於獵奇的心態和朋輩的影響。

長期濫藥讓這一對兄妹的生活拮据，加上生命中的各種衝擊，情緒也慢慢出現了問題。但他們都勇於面對，堅持負擔起照顧家人的責任。兄妹之間的互相影響，既有惡性，也有良性；遇上困難時能一起面對，既是陪伴，也是安慰。

Substance Substance Substance Substance Substance Substa
Abuse Clinic Abuse Clinic Abuse Clinic Abuse Clinic Abuse Clinic Abuse
Substance Substance Substance Substance Substance Substa
Abuse Clinic Abuse Clinic Abuse Clinic Abuse Clinic Abuse Clinic Abuse
Substance Substance Substance Substance Substance Substa
Abuse Clinic Abuse Clinic Abuse Clinic Abuse Clinic Abuse

電話滋擾
是禍是福

被人電話滋擾,是好事還是壞事?

小鳥醫生也試過遭受電話滋擾。五六年前,小鳥醫生轉換了另一間寬頻公司,一直相安無事。直至大半年前,舊的寬頻公司知會小鳥醫生,説有數百元的賬單欠款,小鳥醫生大惑不解,拒絕繳交。

寬頻公司竟然僱用收數公司,每天致電小鳥醫生三四次提醒欠款事宜。記得那一段時間,每逢有匿名人士來電,小鳥醫生也會拒絕接聽。情況維持大概半年,雖然對生活沒有造成什麼影響,但也感到非常困擾。

「最近怎麼樣?」

「也是老樣子,剛剛找到了工作。」

「是嗎?這樣很好。是什麼樣的工作?」

「接線生,但只是兼職的工作。」

「這也很不錯了。工作辛苦嗎?」

「有時候也有點令人疲倦……」

這位病人有躁狂抑鬱症,本來情況尚算穩定,只可惜同時有濫用

冰毒習慣。濫用冰毒令躁狂抑鬱症經常復發，病人需要不斷出入醫院接受治療。

同時間，這位病人在吃藥方面不是那麼有規律，想吃便吃，不想吃便不吃，吃藥也只為了睡覺好一點。正因如此，在上一次住院期間，我們將口服藥物轉為針劑，每四星期注射一次，減少病人復發的風險。

病情如此複雜，我們也只是期望病人準時覆診，準時打針吃藥，維持情緒穩定。現在她找了一份兼職，實在是一個天大喜訊。

「那麼最近有沒有服用冰毒？」

「最近沒有了，醫生。」

「真的嗎？這實在太好了。那麼，你跟你那個男朋友⋯⋯」

「前男朋友。」

「有沒有來往？」

吸毒的病人即使戒除毒品，身邊也有不少誘惑。有的病人身邊每一個朋友也吸毒，戒除毒品之後，也難以抵抗朋友圈之中的誘惑。

這位病人一直與前男友藕斷絲連。前男友一直是她的毒品供應商，之前我們嘗試叫病人搬到另一個區居住，但最終也沒有什麼作用。病人依然從前男朋友那裏取得毒品，獲得歡愉。

「我在電話罵了他一頓，之後我們便沒有再聯絡了。」

「為什麼？這發生了什麼事。」

「他的現任女友知道我跟他的關係，經常打電話來滋擾。」

「原來如此。令你感到十分困擾，對吧？」

「是啊。後來我實在按捺不住，便在電話裏叫前男朋友好好管教他的現任女友，也痛罵了他一頓。」

病人抵抗不住的，不是毒品的誘惑，而是對前男友的依附。現在斷了情根，卻誤打誤撞戒除了毒品，躁狂抑鬱症也穩定下來。電話滋擾是禍是福，這真的誰也説不上。

Substance Substance Substance Substance Substance Subs
Abuse Clinic Abuse Clinic Abuse Clinic Abuse Clinic Abuse Clinic Abus
Substance Substance Substance Substance Substance Subs
Abuse Clinic Abuse Clinic Abuse Clinic Abuse Clinic Abuse Clinic Abus
Substance Substance Substance Substance Substance Subs
Abuse Clinic Abuse Clinic Abuse Clinic Abuse Clinic Abuse Clinic Abus

未婚懷孕，
是悲？是喜？

在濫藥治療診所工作久了，多會認為婚姻其實是一個不錯的發明。

這是因為醫生遇見太多少女未婚懷孕。一對情侶的感情未穩定，心智未成熟，男方未有擔當一家之主的準備。面對外來引誘，再加上感情因為懷孕出現變化，男方很容易拋下懷有身孕的女朋友，拒絕承擔一切責任。

「你好。」一個腹大便便的孕婦走進診症室。

「你好，請坐。最近怎麼樣？肚子裏的嬰兒多大了？」

「我想大概六個月。最近很不錯啊，沒有什麼壓力。」

「原來如此。你現在跟誰一起住？」

「爸爸、媽媽，還有姐姐。」

醫生翻看轉介信，「還有你的男朋友呢？」

「我們已經分手。」

看似又是一個未婚懷孕的悲劇。這次是這名少女第一次來到濫藥治療診所。早前她在婦產科覆診，婦產科醫生發現她的情緒因為工

作有一點低落，加上在懷孕前有濫藥問題，於是把個案轉介給兒童身心全面發展服務（Comprehensive Child Development Service，簡稱CCDS）。

　　CCDS 的其中一項服務，就是替孕婦作精神評估，繼而提供適當的預防及治療，處理一些在孕婦中常見的精神問題。可是，因為這位病人同時有濫用冰毒的習慣，情況比較複雜，CCDS 的醫生最後把個案轉介給濫藥治療診所。

　　「原來如此。這是什麼時候發生的事情？」

　　「也有兩三個月。」

　　「情緒有沒有受到影響？」

　　「也沒有什麼特別，家人和朋友都很支持我。」

　　「那麼你的孩子呢？現在有什麼計劃？」

　　「當然是把他生下來了，還有什麼其他計劃？」

　　這個嬰兒是病人的第一個孩子。當初懷孕只是意外，但病人也願意把孩子生下來。病人是否願意誕下孩子，對醫生來說非常重要。因為有些病人會要求墮胎，也有些病人在生下孩子之後會放棄撫養權利，將孩子交給社會福利機構照顧。

　　「那麼跟男友突然分手，有沒有影響照顧嬰兒的計劃？」

　　「我跟他的感情一直也沒太好，意外懷孕之後，也預計男友不會怎麼照顧孩子。」

　　「所以呢？」

「家人一早已經答應，在我誕下孩子之後會幫忙打點一切。他們也非常期待新生命的誕生。」

「那麼冰毒呢？最近還有沒有⋯⋯」

「當然沒有，孩子吸到冰毒怎麼辦？我知道懷孕之後已沒有吸食冰毒，從前也只是跟前男友一起才會間中使用。」

精神科醫生在面對孕婦的時候都要格外小心，因為不是每種精神科藥物，孕婦肚子裏的嬰兒也承受得了。每次處方之前，醫生也要翻查資料，確保藥物無害，更何況是毒品？

我們以為孩子失去爸爸是悲劇，但個案中的這個爸爸看來沒什麼責任心，還有吸毒習慣，對病人和病人的孩子可能只有負面影響。現在男方一走了之，病人卻成功戒除毒癮，同時也立定決心與家人一起照顧新生命，肩負起媽媽的責任，這也未嘗不是歡喜收場。

Substance Abuse Clinic Substance Abuse Clinic Substance Abuse Clinic Substance Abuse Clinic Substance Abuse Clinic Substa Abuse

Substance Abuse Clinic Substance Abuse Clinic Substance Abuse Clinic Substance Abuse Clinic Substance Abuse Clinic Substa Abuse

Substance Substance Abuse Clinic Substance Abuse Clinic Substance Abuse Clinic Substance Abuse Clinic Substa Abuse

如何戰勝
新冠病毒

　　小鳥醫生經常搬家。從前試過跟一個土耳其人做鄰居，他是一個餐館老闆，經常早出晚歸，工作辛勞。

　　這次來到診所覆診的一個病人，恰好也是一個在本地開餐館的外國人。

　　「最近怎麼樣？」

　　「不是太好。情緒差了一點。」

　　「為什麼？」

　　「那當然是因為新型肺炎病毒。政府禁止所有食肆做堂食，我們只可以做外賣。」

　　「這真的很不好。你們也沒有什麼補貼，對吧？」

　　「我旗下有些酒吧做不了外賣生意，打算索性結業。這真讓人頭痛。」

　　眼前的這一位病人，活脫脫是一個成功人士。旗下有數間餐廳和酒吧，業務甚至發展至泰國及馬來西亞。他從前有濫用大麻和可卡因的習慣，但後來也清楚知道當中禍害，成功戒除毒癮。

現在他每兩個月覆診一次，我們沒有給他處方任何藥物，他只是過來閒聊兩句，抒發心情。這也是一種心理治療。

「那你最愛的狗呢？牠現在好了點沒有？」

「之前牠的脊椎出了問題，現在已經慢慢康復中，可以四處跑動。」

「這就好了。你經常帶牠散步，對吧？」

「這當然。牠是我現在的支柱。」

小鳥醫生也有不少病人在開餐廳。他們經常邀請小鳥醫生一嘗手藝，但是因為公職人員不能收受利益，小鳥醫生只好一一拒絕。最近替這些病人覆診，卻也感受到他們生活和生意上的壓力。

生意慘澹，需要找到其他支柱分散自己的注意力，情緒才不會受到影響。有些病人喜愛運動，有些病人喜愛見朋友。這位病人最愛他的狗，幸好最近寶貝狗慢慢康復中，不然必定對他的情緒雪上加斤。

「平常還有沒有做什麼其他事情？例如運動？」

「運動當然有，每天也在跑步鍛煉身體。這是從前生意興隆的時候沒有機會做的事情。現在多了些時間，給自己另一個目標也是好的。」

「非常好。上一次給你轉介的營養師……」

「當然也有去看。他給的指導非常實用，我的體重下降了二十磅，血糖和血脂也有進步，回復至正常水平。」

新型肺炎一波未平一波又起，餐廳老闆首當其衝。這個老闆在生意上輸了一局，卻贏回了自己的健康。人的一生實在禍福難料。

Substance Substance Substance Substance Substance Substa
Abuse Clinic Abuse Clinic Abuse Clinic Abuse Clinic Abuse Clinic Abuse
Substance Substance Substance Substance Substance Substa
Abuse Clinic Abuse Clinic Abuse Clinic Abuse Clinic Abuse Clinic Abuse
Substance Substance Substance Substance Substance Substa
Abuse Clinic Abuse Clinic Abuse Clinic Abuse Clinic Abuse

現在還是
「老童」嗎？

在舊時代，社會大眾對吸毒者的稱呼一般帶有貶義。

「老童」就是其中之一。為什麼説是「老童」？因為在青少年時期吸毒，尤其是吸食當時盛行的海洛英，會嚴重影響發育。吸毒者長大後，即使五官面容漸趨成熟，卻依然保留孩童身形，故稱之為「老童」。

這些老一輩的吸毒者，現在還有不少到濫藥治療診所覆診。眼前的這個病人就是其中一個例子。

「你好。上次見你的時候，你還在荔枝角服刑。出來之後覺得怎麼樣？」

「還不錯，只是要定期向警察彙報，定期驗尿。」

「原來如此。這樣安排的話，可以早一點出獄，對你來説也是不錯的。」

「但是誘惑很大啊。直至明年為止，我要一直定期彙報。我的很多朋友在仍要彙報的期間也抵受不了，被發現重投毒海，現在已經回到監獄。」

荔枝角收押所是一個高度設防院所。小鳥醫生也有不少病人曾經

被羈押至這一個收押所。小鳥醫生從未親身到訪,只是根據各方非正式資料,得知收押所的環境不是太過理想。

定期驗尿可以有效阻止犯人重新吸食毒品。像是眼前的這個病人,因為害怕回到收押所,在出獄後也嘗試控制自己,避免使用毒品。只是禁令一過,要是沒有戒毒的決心,不少病人也會故態復萌。

這個病人一直有吸食海洛英的習慣。他的身材又矮又瘦,就像小孩一樣。但是這一次見他,感覺好像有點不一樣。

「為什麼你的膚色好像跟從前有點不同?」

「對啊。現在我常常做運動,每天都到戶外,曬得一身古銅色肌膚。」

「怪不得你的身形好像比往時健壯,肌肉還有線條。」

「健康生活,健康飲食嘛。」

「為什麼突然作出這樣的改變?」

「我不想再回到監獄之中,不想再過那一種生活。那一年半的煎熬真的是⋯⋯真的是⋯⋯」

毒品的魔力驚人。不少青少年明知毒品的禍害,明知毒品會令到身體發展出現問題,但仍然繼續沉淪,為的就是那一點心癮。眼前的這一位病人,從前可能被稱呼為「老童」,但今天看到他精力充沛,眼神炯炯,就知道他立下了決心,要重新掌控自己的人生。

Substance Substance Substance Substance Substance Substa
Abuse Clinic Abuse Clinic Abuse Clinic Abuse Clinic Abuse Clinic Abuse

Substance Substance Substance Substance Substance Substa
Abuse Clinic Abuse Clinic Abuse Clinic Abuse Clinic Abuse Clinic Abuse

Substance Substance Substance Substance Substance Substa
Abuse Clinic Abuse Clinic Abuse Clinic Abuse Clinic Abuse

創業的一個副作用

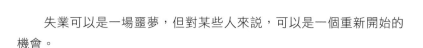

失業可以是一場噩夢，但對某些人來說，可以是一個重新開始的機會。

「最近怎麼樣？上次你跟我提及，想開展一些小生意。」

「對啊，現在還在籌備當中。有一些主意，但也有一些猶豫。」

「慢慢來吧。打算售賣一些什麼？」

「就是一些自家製的小手工，製成後打算放上網賣。」

「是放在 Etsy 嗎？」

「不是。我打算放在 Pinkoi，也算是台灣版的 Etsy 吧。」

這個病人因為有濫用冰毒的習慣，一直在濫藥治療診所覆診。他最近失業，幸好一直有些儲蓄，生活尚算不俗。聽到他打算自行創業，醫生暗地裏也為他高興。

時代變遷，實體店變得成本高、風險大，不容易回本；網上開店成本低，宜於防守，風險管理也比較容易。病人打算在網上開店，也是一個正確的選擇。

為什麼小鳥醫生懂得 Etsy？小鳥醫生沒有開網店，只是女朋友在

兩年前已經開始發展她的在線珠寶事業。女朋友從零開始一步一步發展，現在的生意已成氣候，實在是值得欣賞。

「網上做生意非常好啊。現在有沒有什麼成品可以給醫生看看？」

「成品是有的，但還是不敢放到互聯網。我還打算開一個 Instagram 帳號，用作宣傳我的製成品。」

「這很不錯呢。Instagram 和 Facebook 這些平台，也是宣傳的好方法。」

「但這好像也有一點難度呢。我看其他網紅，他們每天也有新的內容展出，內容經過精心設計，修圖技巧也非常之高，真不知道自己是不是這個料子。」

「你不用過分擔憂，網紅都是從零開始，一步一步的發展自己的事業。拿現在的自己跟他們比較，只會滅掉自己的威風。」

病人不知道眼前的這一位醫生，也喜歡經常在網絡發表文章。其實要在網絡裏佔有一個席位，內容質素當然重要，但關鍵是持之以恆，為自己的專頁定期作更新，慢慢就會得到網民的注意。

開展專頁的初期，難免會感到彷徨。懷疑自身的實力，懷疑以後會否也只得這幾個讀者。這個時候最難捱，也是最多人放棄的時刻。只要通過這個關口，以後的路便會平順許多。

「其實，我最近也跟心理學家談過這一個問題。」

「是嗎？他怎麼說？」

「他也認同，無論做什麼事，永遠也是起步最難。」

醫生點頭。

病人繼續說:「現在就是滿腦子想法,卻是左想右想,自我懷疑。但不知怎地,生活好像比過往充實,也沒有什麼空閒時間去想毒品。」

病人所說的道理是千真萬確。能夠建立自我,在現實世界發掘屬於自己的東西,病人才不會受到毒品所帶來的虛幻和短暫之快慰所誘惑。不論創業是否成功,失業對這一位病人來說,可算是利多於弊。

Substance Substance Substance Substance Substance Subs
Abuse Clinic Abuse Clinic Abuse Clinic Abuse Clinic Abuse Clinic Abus
Substance Substance Substance Substance Substance Subs
Abuse Clinic Abuse Clinic Abuse Clinic Abuse Clinic Abuse Clinic Abus
Substance Substance Substance Substance Substance Subs
Abuse Clinic Abuse Clinic Abuse Clinic Abuse Clinic Abus

哪裏還需要
安眠藥？

不只是在濫藥治療診所，即使在普通的精神科診所，也經常見到抑鬱的母親，情緒受到患上專注力不足及過度活躍症的兒女困擾。

「最近怎麼樣？好像情緒不是太好？」

「是的。因為新型病毒關係，兩個兒子都要在家學習。」

「他們在家不聽話？」

「我想他們實在是太悶了，呆在家中，精力無從發洩。」

「小孩都是這樣啊。」

「但我的大兒子真的十分過分，他整天在欺負弟弟。有一次他嘗試攔着路，不讓弟弟通過。弟弟嘗試在旁邊爬過去，哥哥便踢弟弟的頭。」

「這好像真的有點過分，怪不得你如此困擾。」

這個病人一直因為抑鬱症覆診，早前有濫用安眠藥的情況，但是現在已經得到改善。最近一直受到情緒困擾，原因就是她的一對寶貝兒子。

「那麼，根據你的觀察，你的大兒子是不是常常跑跑跳跳，好像

裝上摩打一樣？」

「對啊，就連學校老師也是這樣說。」

「有沒有常常插嘴，常常按捺不住打擾別人？」

「這情況也有發生。」

「他的學習情況如何？」

「他很聰明，但好像不太集中，溫習數分鐘便離開座位。平時我跟丈夫向他說教，他轉眼間便全都忘記。」

「原來如此。在學校的時候，有沒有時常遺失物品？」

「當然有。除了遺失物品，也會經常錯誤攜帶同學的物品回家。」

小鳥醫生一直在詢問的是專注力不足及過度活躍症的常見症狀，病人的大兒子明顯符合小鳥醫生的描述。但要作出診斷，也必須給他轉介到兒童精神科作進一步觀察。

「我想他可能有一點專注力不足及過度活躍症的症狀。」

「我也有一點懷疑，但社工跟我說他沒有問題，所以我才沒有帶他去看醫生。」

「不要緊，這也只是我的猜測，必須親身面診才能作準。這樣吧，我現在給你作轉介，好不好？」

「好。但是……其實是不是我的抑鬱症，造成他的專注力不足問題？聽你這樣說，我好像有一點內疚。」

「專注力不足及過度活躍症，簡稱 ADHD（全名 attention deficit

hyperactivity disorder），的確是有遺傳成分。母親有抑鬱症當然不會令
兒子患上這種疾病，不過有很多患上 ADHD 的小孩的媽媽，情緒也很
容易受到困擾。」

「原來如此。我的情緒不要緊啊，最重要是他們沒事。」

「慢慢來吧。先不要說得太遠，最近你還有沒有吃安眠藥？」

「照顧他們已經十分疲倦，哪裏還需要安眠藥幫助睡覺？」

可憐天下父母心。兒子有專注力不足及過度活躍症的症狀，作為
母親的在照顧上勞心勞力，還要內疚自己的抑鬱症有沒有影響兒子，
為人父母真的不容易。遠離安眠藥有很多種方法，但像上述病人的這
一種，難免讓人感到唏噓。

鮮血可以令
酒鬼戒酒

吸食毒品的病人，若果身體出了問題，他們也未必有動力去戒除毒癮。這是因為毒品的藥性太過厲害，病人會將健康、家庭、事業、學業等都拋諸腦後，只求一剎那的歡愉。

酒精卻不同。長期濫用酒精的病人，如果身體出現問題，當中很大部分都可以成功減少飲用酒精。這是因為濫用酒精當中的一部分病人，他們的性格比較緊張和焦慮。濫用酒精只為那一刻鬆弛的感覺，但當面對死亡和疾病，他們比其他人更加害怕和憂慮，戒除酒精的誘因自然更大。

「你好，最近怎麼樣？」

「也是差不多吧。」

「上班還不錯嗎？有沒有什麼壓力？」

「上班也很好，一切正常。」

「上班之前還有喝酒嗎？」

這個病人一直因為濫用酒精要到精神科覆診。他有穩定工作，卻喜歡在工作之前喝一小瓶紅酒，他解釋說這樣能令他集中精神。

喝酒當然不會令人集中精神。只是心情緊張的時候，喝一兩口酒

175

就像服食鎮靜劑一樣，酒精紓緩了焦慮的情緒，感覺自然更加集中。

小鳥醫生一直好言相勸，因為酒後上班不是一個好的舉動，酒精會讓人判斷力下降，影響工作能力。但是病人依然故我。小鳥醫生也暗暗認為，病人會維持這個習慣直到退休。

「沒有啊，醫生，酒精現在沒有怎樣碰，我⋯⋯我⋯⋯」

「你怎麼了？」

「沒有什麼，只是擔心身體的健康。」

「身體出了什麼問題？」

「就是大便⋯⋯大便有點出血。」

原來如此。病人大便出血，因而有許多憂慮。他擔心身患絕症，也擔心這一個症狀是酒精引起，所以自願戒除酒精，停止了這個每天上班前的歡樂時光。

「原來如此。那有沒有看醫生？」

「沒有啊。」

「為什麼沒有？」

「算了吧。可能停止喝酒，症狀便會消失。現在大便出血的情況好像也好了不少。」

「那你的出血是鮮紅色還是黑色？」

「兩種也有。」

「原來如此。醫生建議你作詳細檢查，因為大便出血可大可小。現在就給你轉介外科醫生做腸鏡檢查，好不好？」

大便出現鮮血的最常見原因是痔瘡。酒精會影響病人的血壓，高血壓會增加靜脈曲張的風險。而如果靜脈曲張出現在直腸之內，便會形成痔瘡。這就是酒精跟大便出現鮮血的因果關係。

但醫生沒有騙人，大便出血的確可大可小。尤其是病人的糞便除了鮮血之外還有黑色的血，這樣醫生便有足夠理據懷疑，病人除了大腸之外，腸臟的其他部位也可能有出血的情況。

病人大便出血是一件讓人擔心的事情，但他因此戒除酒癮，豈不是因禍得福？現在病人的症狀大大減退，希望之後的大腸鏡檢查結果可以為醫生和病人帶來好消息。

Substance Abuse Clinic　Substance Abuse Clinic　Substance Abuse Clinic　Substance Abuse Clinic　Substance Abuse Clinic　Subs Abus

Substance Abuse Clinic　Substance Abuse Clinic　Substance Abuse Clinic　Substance Abuse Clinic　Substance Abuse Clinic　Subs Abus

Substance Abuse Clinic　Substance Abuse Clinic　Substance Abuse Clinic　Substance Abuse Clinic　Substance Abuse Clinic　Subs Abus

如何能夠
朝未來進發？

正在戒毒的人，常常對自己的前途感到迷惘。他們在戒毒中心那世外桃源般的環境居住，學習各種技能，卻經常疑惑：重投社會後能否適應？自己選擇的路是否正確？

這一天，恰好碰上了一個從戒毒中心出來半年有多，早已投身社會的病人。

「最近如何？生活能適應嗎？」

「不錯啊，找到了一份工作，在一間非牟利組織當文員。」

「這很好。工作辛苦嗎？」

「還好。」

「你從前在福音戒毒中心學習到的知識，工作上管不管用？」

「還不錯，只是遠遠不夠。現在還要努力學習。」

「嗯。」

「現在還在上夜校，正在學習會計課程。」

「原來如此，這麼的勤學上進。」

「不是啊，只是公司願意栽培我們這一類人，出錢出力，希望我們可以多學一些技能，在公司一展所長。」

這位病人從前喜歡濫用可卡因，進了戒毒中心之後洗心革面，在中心修讀毅進課程。毅進課程相等於會考及格，但是要步出社會找工作，這個資歷未必足夠。

但其實上帝早已預備，不用病人尋尋覓覓。他找到了一間好機構，為他鋪排未來的道路。只要病人潔身自愛，生活一定過得比往日好。

這位病人剛踏出診症室門口，另一位病人便推門進來。與剛剛那一位病人不同，這位病人住進戒毒中心已經幾個月，開始適應生活，卻又擔心未來。

「最近怎麼樣？在中心適應嗎？」

「還不錯，只是最近睡得不好。」

「是什麼原因？」

「再過幾個月，我便要離開中心。」

「是擔心離開之後的生活？」

「對啊，在擔心找工作的事。以前我一直從事美容有關的行業，只是……」

「怕現在市道不好，對吧？」

「沒錯。還有，如果重操故業，好像在走回頭路一樣。」

「你在中心有沒有學得一技之長？早前不是説在學會計嗎？」

「是的，但總是在擔心。始終自己學歷不足，懂得技能不代表他人會聘請我。」

無獨有偶，這位病人從前也是在濫用可卡因。已經戒掉毒癮的他，洗心革面不想走回頭路。只是他跟其他決心戒毒的病人一樣，對自己不是那麼有自信，始終覺得自己比不上別人。

「其實也不用這麼擔心。」

「為什麼？」

「就像上一個進來的病人，他的情況跟你相似，分別只是他已離開戒毒中心。」

「他的生活過得好嗎？」

「當然好。他獲一家非牟利組織聘請，雖然學歷不是那麼好，但那個組織非常願意栽培積極學習的人。他現在邊學邊做，也可算是前程似錦。」

只是空説戒毒的益處，未必可以有效説服病人。要讓病人看見一幅清晰的未來藍圖，同路人的經驗非常可貴。

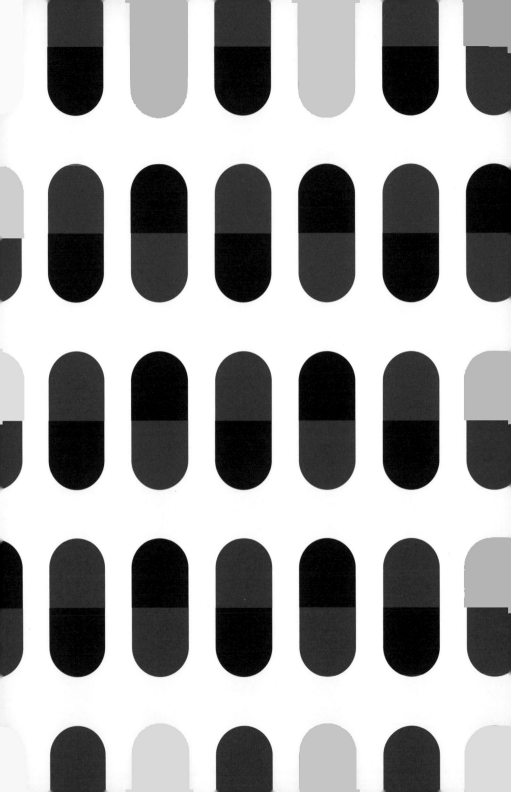

第六章

沉思實錄

在公立醫院診症時間緊迫,往往在電光火石之間已經要作出判斷。水過鴨背,醫生好像變了機械人,每天流水作業的看病人。只是回到家中,時間讓每一個個案的經歷沉澱發酵,細細咀嚼過後,便能發覺當中蘊含的智慧和道理。

Substance Substance Substance Substance Substance Subs
Abuse Clinic Abuse Clinic Abuse Clinic Abuse Clinic Abuse Clinic Abus
Substance Substance Substance Substance Substance Subs
Abuse Clinic Abuse Clinic Abuse Clinic Abuse Clinic Abuse Clinic Abus
Substance Substance Substance Substance Substance Subs
Abuse Clinic Abuse Clinic Abuse Clinic Abuse Clinic Abus

不要太過
膚淺

有沒有朋友曾經患上皮膚病？

皮膚病患者其實十分可憐，雖然有部分的皮膚病具有傳染性，但這只是屬於非常小的一部分。但人類永遠是膚淺的，看見別人滿身紅疹，或多或少也有歧視。皮膚病患者遭受的污名化，不比精神科病人低。

「最近還不錯吧？」

「還可以。」病人舉起手臂，「只是銀屑病又復發了。」

「你一直在風濕科覆診，對吧？」

「是的。但是那裏的治療沒有什麼功效，情況仍是反反覆覆。他們原本打算讓我照燈⋯⋯」

「那為什麼沒有照？」

「我害怕照得太多會患上皮膚癌。」

這位病人因為抑鬱症和對安眠藥依賴，在濫藥治療診所覆診。情況一直尚算穩定，只是每次也因為銀屑病的問題受到困擾。

「最近有沒有工作？」

　　病人讓醫生再看一看他的手背，「你問我有沒有工作？僱主看到我這樣的情況，也不會聘用我吧？」

　　「為什麼？」

　　「我已經失敗了很多次。他們都以為我的皮膚病會傳染，寧枉勿縱，最後都是拒絕我的申請。」

　　「那麼不如我給你寫一封信，證明銀屑病是一種自身免疫力疾病，不會傳染的，好不好？」

　　「沒有用的，醫生。他們都只看外表。即使知道不會傳染，卻為了顧全大局，穩定其他同事的情緒，拒絕冒這一個風險。」

　　面對不斷重複的歧視行為，若果我是病人，一定同樣受不了，放棄繼續找工作。這種反應是人之常情。

　　「那麼最近的情緒呢？有沒有受到影響？」

　　「當然是不開心的，但都這麼久了，還能怎樣？」

　　「為什麼不開心？」

　　「不能工作，旁人又以為我是依賴太太維生。男人大丈夫，面子上過不去。事實上，我沒有用她的一分一毫。」

　　「原來如此。這真的很讓人難受。那麼安眠藥呢？最近有沒有自行到藥房購買？」

　　「沒有啦。我只是吃你們的藥，睡眠也進步了不少。安眠藥吃太多也不好。」

翻查紀錄，病人的抑鬱症和安眠藥濫用，其實是源於多年前的一次銀屑病復發。那時候他飽受銀屑病折磨，同時間失去工作，結果抑鬱病發，需要依賴安眠藥入睡。

每一個濫用藥物的病人，背後也有他的故事。他們未必是自暴自棄，自甘墮落；也未必是自制力弱，容易受魔鬼的引誘。如果願意瞭解他們的故事，一定會知道他們的苦衷。

Substance Substance Substance Substance Substance Substa
Abuse Clinic Abuse Clinic Abuse Clinic Abuse Clinic Abuse Clinic Abuse

Substance Substance Substance Substance Substance Substa
Abuse Clinic Abuse Clinic Abuse Clinic Abuse Clinic Abuse Clinic Abuse

Substance Substance Substance Substance Substance Substa
Abuse Clinic Abuse Clinic Abuse Clinic Abuse Clinic Abuse

養魚的哲學

不要以為醫生就一定比病人懂得多，病人在某些方面的學問，有時候會讓人大吃一驚。

「最近怎麼樣？找到工作了嗎？」

「現在的環境很難找工作，還是先休息一下吧。」

「這也對。不要太勉強自己，凡事慢慢來。」

「好的，醫生。」

「你從前不是說過，你懂得養殖珊瑚及珊瑚魚嗎？為什麼現在不試試？」

這位病人在數年前因為爸爸突然去世，出現抑鬱症狀。他因此長期失眠，嘗試自行服用安眠藥，最後卻造成依賴，需要到濫藥治療診所覆診。

這一個病人令人印象深刻，他的其中一個嗜好是養殖珊瑚及珊瑚魚。這讓小鳥醫生非常感興趣，因為小鳥醫生從前的家，正是在旺角金魚街附近。

早前有一次替他覆診，閒聊之中說起了他養珊瑚魚的習慣。說着說着，原來他在這方面博學多才。拋出幾個專有名詞，小鳥醫生已經

心悅誠服，歎為觀止。小鳥醫生小時候曾經試過養魚，但沒有一次成功，美麗的珊瑚魚最終也不得善終。

「現在還有養魚和養珊瑚，但養魚賺不了很多錢。」

「那麼養珊瑚呢？」

「養珊瑚很悶蛋的。珊瑚不會像魚類一般活動，呆呆的放在家裏，好像在經營一個養殖場，完全沒有觀賞價值。」

「原來如此。不過養魚也是一個很不錯的嗜好，至少可以陶冶性情，提升精神健康。」

小鳥醫生心裏對這位病人更加崇拜。要知道某些品種的珊瑚及珊瑚魚價值不菲，不少人趨之若鶩，硬是要把它打造成一門生意。這位病人卻活像一個藝術家，只為自己的喜好而活，實在值得尊敬。

「你懂得那麼多，」小鳥醫生繼續問，活像是病人的經理人一樣，「為什麼不去開班授徒，順道賺取一點學費？」

「『教識徒弟冇師傅』，醫生你不明白的了。」

「說來聽聽吧。」

「他們學成之後，大多抵不住金錢的誘惑，大量繁殖珊瑚及珊瑚魚。」

「這也沒有什麼不妥啊，有些珊瑚魚還是瀕危物種。」

「我教他們的方法，是讓珊瑚魚自然繁殖。但他們為了商業利益，投機取巧。」

「怎樣投機取巧？」

「就是控制水的酸鹼度，控制水的含氧量及溫度，影響魚兒的排卵和交配。這樣可苦了魚兒。」

什麼是正常，什麼是不正常？醫生為精神病患者與正常人之間畫下了界線，是對是錯，無人說得清。反之，社會中的道德界線越來越模糊，更是值得大家反思。事實上，到底什麼人才需要接受治療？是不開心抑鬱的人，還是欠缺道德的人？

Substance Substance Substance Substance Substance Subs
Abuse Clinic Abuse Clinic Abuse Clinic Abuse Clinic Abuse Clinic Abus
Substance Substance Substance Substance Substance Subs
Abuse Clinic Abuse Clinic Abuse Clinic Abuse Clinic Abuse Clinic Abus
Substance Substance Substance Substance Substance Subs
Abuse Clinic Abuse Clinic Abuse Clinic Abuse Clinic Abuse Clinic Abus

病人眼中的
醫療人員

在新型肺炎之下，不少人在家工作，中小學生在家自修上課。除了不能時常逛街之外，生活好像比過往輕鬆。

但是總有例外。

「最近怎麼樣？」

「情緒比平時緊張，睡眠也比平時差了。」

「是難以入睡，還是經常半夜醒來？」

「經常半夜醒來。起床的時候心跳冒汗，不知自己在緊張些什麼。」

這位病人患有焦慮症。他從前濫用多種毒品，但現在已經改邪歸正，一直在濫藥治療診所覆診。只是因為安眠藥一直戒不掉，持續有睡眠的問題。

「那最近有什麼壓力呢？」

「最主要是工作上。」

「原來如此。」醫生看一看病人的資料，「現在還需要上班嗎？」

「當然需要。我們這些清潔工，可沒有在家工作這一種安排。」

「最近工作量多了麼？」

「當然。還有不少人離職，工作只有越來越辛苦。」

病人在一間大教堂工作。教堂在疫情下，仍然需要運作，清潔工當然首當其衝。面對病毒來襲，教堂需要更頻密的清潔，他們的工作量自然大大提高。

「但現在還有人來教堂的嗎？」

「當然有。還有人舉行婚禮。」

「什麼？這真的想像不了。」

「上星期有一對夫婦，要我們出動到紅色警戒。」

「為什麼？」

「他們都是醫生。婚禮舉行時我們忐忑不安，儀式完結後我們要小心翼翼地徹底清潔，真是忙碌的一天。」

婚禮是人生大事，籌備經年，一時三刻不能説取消便取消，這也不能全怪婚禮的醫生主角。

醫生一直給人高高在上的感覺，為病人處理健康問題，令他們安心接受治療。但在疫情下，醫生卻變成「危險人物」，在公眾地方出現甚至會令人產生不安的感覺。聽着這位病人的故事，從他的角度去看這個世界，去看醫生的角色，原來是截然不同的一回事，讓人別有一番深思。這一次，輪到醫生為病人添麻煩了。

Substance Substance Substance Substance Substance Subst
Abuse Clinic Abuse Clinic Abuse Clinic Abuse Clinic Abuse Clinic Abus
Substance Substance Substance Substance Substance Subst
Abuse Clinic Abuse Clinic Abuse Clinic Abuse Clinic Abuse Clinic Abus
Substance Substance Substance Substance Substance Subst
Abuse Clinic Abuse Clinic Abuse Clinic Abuse Clinic Abuse Clinic Abus

難為正邪
定分界

世俗人對壞人，一般都有一個公式化的誤解。

好像多年前的經典劇集《飛越十八層》，飾演魔鬼的演員就是醜陋至極，面目可憎。還要故意把他頭頂中間的頭髮剃光，髮型比河童還要奇怪。

「你好，醫生。」進來是一個彪形大漢，身穿黑色背心，滿身色彩斑爛的紋身，惡形惡相。

「你好。最近怎麼樣？」

病人霍地伸出了雙拳，虎虎生威。「就是我的皮膚問題一直還沒有處理好，這真讓人厭煩。」病人指着拳頭上的濕疹。

「原來是這樣。」醫生嚇了一跳，以為病人打算攻擊醫生，「有沒有看皮膚科醫生？」

「什麼藥都試過了，卻還是沒有改善。唉，醫生，整晚都在痕癢，完全睡不了，有沒有什麼藥可以幫幫忙？」

這位病人，從前因為濫用冰毒，出現了思覺失調的症狀，需要到來濫藥治療診所覆診。但在過去幾年，他已經成功戒除毒癮，情況一直非常穩定，不需要再服用抗思覺失調藥物。

　　在濫藥治療診所，很多病人都會故意裝作失眠，希望醫生可以處方安眠藥。這是因為他們本身有濫用安眠藥的習慣，如果醫生處方的話，可以省卻一些金錢。有些病人雖然不會濫用安眠藥，卻會把安眠藥拿到藥房售賣，多賺一筆。這位大漢惡形惡相，實在難免令人懷疑。

　　「你服用的這一隻 quetiapine（喹硫平），也有促進睡眠的作用……」醫生看一看病歷，打算試探病人，「不如我們稍為增加這隻藥的劑量，看看對你的睡眠有沒有幫助。」

　　「當然沒有問題，一切就依你的。」

　　「好。藥物方面就讓我們替你調校吧。」

　　病人竟然沒有要求安眠藥，小鳥醫生實在是以小人之心度君子之腹。滿身濕疹當然會影響睡眠，小鳥醫生實在是想得太多。

　　「那麼近況如何？有沒有工作？」

　　「還在幫教會做義工。」

　　「教會現在還有開放嗎？」

　　「教會剛剛開展了一門生意，他們嘗試在菜市場賣菜，我負責搬運菜蔬，也不是太過辛苦。」

　　「這真好。但是現在新冠肺炎在社區爆發，出門要多加小心。」

　　「當然。」

　　不要説是病人，就算是小鳥醫生，也沒有做義工的習慣。現在正值仲夏，義務運送菜蔬必然辛勞萬分，這位病人實在讓人欽佩。

看人不要看表面，佈滿紋身的人也可以是好人。《飛越十八層》
的結局出人意表，魔鬼最後原來也是良善之人。《難為正邪定分界》，
就是這一套經典劇集的主題曲。

Substance   Substance   Substance   Substance   Substance   Substa
Abuse Clinic Abuse Clinic Abuse Clinic Abuse Clinic Abuse Clinic Abuse
Substance   Substance   Substance   Substance   Substance   Substa
Abuse Clinic Abuse Clinic Abuse Clinic Abuse Clinic Abuse Clinic Abuse
Substance   Substance   Substance   Substance   Substance   Substa
             Abuse Clinic Abuse Clinic Abuse Clinic Abuse Clinic Abuse

一秒歡樂
一生的痛

　　濫藥治療診所的病人經常缺席覆診，多數是因為生活沒有規律，經常忘記預約好的時間。但總有例外。

「你好，請坐。」

「好的，醫生。」

「上次沒有來覆診，對吧？」

「是的，那一天要洗傷口，不方便來。」

「那麼藥物夠不夠？」

「還有從前剩下來的，剛好足夠。」

　　這個病人每星期也要到醫院清洗傷口兩次。他患上的是靜脈不全潰瘍（venous insufficiency ulcer），由於傷口牽涉血管，難以痊癒。過往十年，這位病人都風雨不改接受治療，希望腳上的傷口能夠復原。

　　可是，這種頑固惡疾究竟從何而起？跟精神科又有什麼關係？

「現在還有到美沙酮診所嗎？」

「當然有。」

「每天大概喝多少度？」

「二十度左右。」

「跟上一次差不多。那麼其他毒品呢？最近有沒有玩？」

「那些都沒有碰很久了，難道還不知錯嗎？」

這個病人從前有濫用海洛英的習慣。吸食海洛英的方法比較麻煩，他們需要先把海洛英溶解，然後透過針筒進行靜脈注射。海洛英透過血液被身體直接吸收，才可以得到預期中快慰的感覺。

經年累月的注射，病人的靜脈無可避免受到損傷。有些海洛英成分不純正，容易刺激血管，造成進一步破壞。長期的穿刺還會導致感染，最終造成無可修復的損壞。

靜脈損傷造成靜脈不全，在缺乏血管引導血液下，病人的身體各部位慢慢會演變成潰瘍，尤其集中在下肢，因為那是受壓力的地方。地心吸力使血液積聚，容易造成潰瘍。

「那最近的情況怎麼樣？平常有什麼活動？」

「最近病毒氾濫，較少外出。」

「那麼在家的時候有沒有適當伸展？這對你的傷口有好處。」

「當然有。上一次替我洗傷口的護士也是這樣跟我說。」

「活動以後記得休息。還要緊記，休息的時候腳要盡量放高，減少腳部血管的壓力。」

「知道了，醫生。」

　　記得從前還是實習醫生的時候，我們需要為病人抽血。濫用海洛英的病人非常不受歡迎，因為他們的血管已經遭破壞至傷痕累累。即使醫生的功夫如何了得，也無辦法成功從病人身上抽得一兩滴血，最後只得從病人的大腿動脈着手，費時失事。

　　但隨着經驗增長，小鳥醫生慢慢瞭解到血管損壞帶給醫生的麻煩只是小兒科，對病人來説才是一生的痛。早知今日，何必當初。我們必須做好教育，讓新一代認識吸毒的種種禍害，避免悲劇重演。

Substance Abuse Clinic Substance Abuse Clinic Substance Abuse Clinic Substance Abuse Clinic Substance Abuse Clinic Subs Abus

Substance Abuse Clinic Substance Abuse Clinic Substance Abuse Clinic Substance Abuse Clinic Substance Abuse Clinic Subs Abus

Substance Substance Abuse Clinic Substance Abuse Clinic Substance Abuse Clinic Substance Abuse Clinic Subs Abus

易地而處
你會怎樣做？

做醫生要有同理心。但有同理心之餘，也不能夠被病人的情緒牽着走，必須保持理性和專業。

「最近怎麼樣？」

「不要提了，一說就火冒三丈。」

「還在為那件事情困擾嗎？」

「是的。」

「那麼上一次給你處方的藥物，吃了之後感覺如何？」

「還可以，睡眠質素改善不少。」

這個病人有濫用冰毒的習慣，一直在濫藥治療診所覆診。最近他剛剛出獄，因為一件事情，令他困擾不堪。

「醫生，既然你提起這件事情，我也真的要再訴一訴苦。」

醫生點頭。

「我們當初一起因為搶劫入獄，以為大家情同手足，出獄之後自然多加信任。怎知道……」

「你是在說你跟你兄弟的事情吧。出獄之後發生了什麼事情？」

「就是他與外人一起，打算欺騙我的金錢。雖然被我發現，但這種感覺真的不好受。」

「那你之後做了什麼？」

「就是跟他對質啊。然後跟他打起來，狠狠地打了他的臉，搶了他的手機摔個稀巴爛。只可惜我的手機也被他搶了，得到同樣命運。」

到濫藥治療診所覆診的病人一般三教九流，處事的方式都不會太過斯文。就像這一個例子，被騙財報復雖然合情合理，但這個方法有可能惹官非上身，導致牢獄之災。

對於這類病人而言，這一行為模式卻是習慣已久，由青少年開始烙印在腦袋之中。要讓他們明白當中的問題，有一定的難度。

「這種方法……這種方法好像不是太好。」

「怎麼不是太好？被騙當然要報復，醫生。如果這是你，你會不會這樣做？」

「我當然想報復。」

「那就是啊，報復才是正確的做法。」

「但最好的報復，就是蒐集他騙你的證據，甚至以身犯險，假裝墮進他設置的陷阱，然後留下準確紀錄，之後報警求助。」

「這麼複雜，算了算了，不說這事情，給我處方上一次的藥便好了。」

　　每一個人做偏離正軌的事情也有他的原因。小時候接觸毒品，病人會說是因為朋友影響；長大後繼續吸食，病人會說是因為他們沒有什麼其他生活寄託；因為販毒被捕，病人會說是因為社會壓迫，生活逼人。站在病人的立場而言，這些當然千真萬確合情合理。身為醫生，也應該對這些解釋予以理解。

　　「如果這是你，你會不會這樣做？」有時候退一步想一想，病人的選擇好像迫於無奈，但其實再認真想想，還有更好的處理方法。

Substance Abuse Clinic Substance Abuse Clinic Substance Abuse Clinic Substance Abuse Clinic Substance Abuse Clinic Substa Abuse

Substance Abuse Clinic Substance Abuse Clinic Substance Abuse Clinic Substance Abuse Clinic Substance Abuse Clinic Substa Abuse

Substance Abuse Clinic Substance Abuse Clinic Substance Abuse Clinic Substance Abuse Clinic Substance Abuse Clinic Substa Abuse

不要醒覺得 太遲

吸毒會影響我們的認知，就像走進了太虛幻境之中，現實的一切像是不再重要。

在藥物的影響下，吸毒者可能感覺到自己比誰人都要幸福。但是一覺醒來，現實中卻可能一無所有。

「最近怎麼樣？心情好像不太好？」

「是的，醫生。」

「最近發生了什麼事？」

「沒什麼事，就是心情不好，睡覺不好，什麼都不好。」

這個病人有濫用冰毒的習慣。她與女兒同住，小鳥醫生對這個病人印象深刻。

事緣大概一兩年前，病人的女兒因為生病需要住院。住院期間意外驗出了體內含有冰毒，經社工調查後，原來是病人媽媽在家吸食冰毒，殘留的氣體被女兒吸入。

兒科醫生非常緊張，害怕這是虐待兒童或者疏忽照顧，於是立刻召開大會，邀請各部門的社工和醫生商討對策。小鳥醫生作為病人女兒媽媽的主診醫生，當然要出席會議。

當日病人情緒激動，害怕女兒的撫養權會因為自己吸毒的習慣而被剝奪。我們最後網開一面，要求病人答應減少吸毒和避免在家吸毒，降低女兒遭受毒品影響的風險。

「你的女兒現在怎麼樣？」

「她⋯⋯離開了我的家。」

「到了哪裏去？」

「自己搬進了院舍。」病人的眼淚開始湧出來。

「原來如此。」醫生遞上一盒紙巾，「為什麼如此突然？」

「她想要一個安靜一點的環境，家裏的空間可能太過細小吧，只有一張床和一張枱。」

對於一個青少年而言，遠離家人搬進院舍居住，一般並不是一件賞心樂事。院舍有人規管，自由受到限制，環境也不是特別寬敞。病人的女兒自願搬進院舍，當然也不止因為家裏的環境狹小。

「那最近有沒有玩冰？」

「沒有啦。沒有心情再玩。」

「這很不錯，也算是一種進步。」

「但那有什麼用呢？也不知道女兒何時會回來。」

毒品的禍害在於，它總是能夠讓人遠離現實世界，擺脫煩惱；然而，當病人以為能夠遠離現實生活中的煩惱之際，卻沒察覺那些自己重視的人和事也正逐步離他遠去。一天他們可能會從夢中醒覺，但是一覺醒來，看到空空如也的房間，才驚覺原來醒覺得太遲。

Substance Substance Substance Substance Substance Substa
Abuse Clinic Abuse Clinic Abuse Clinic Abuse Clinic Abuse Clinic Abuse
Substance Substance Substance Substance Substance Substa
Abuse Clinic Abuse Clinic Abuse Clinic Abuse Clinic Abuse Clinic Abuse
Substance Substance Substance Substance Substance Substa
Abuse Clinic Abuse Clinic Abuse Clinic Abuse Clinic Abuse

自己眼裏的 樑木

有人奇怪，吸毒者在世人眼裏百般不是，他們是否從來沒有意識到自己的行為有害？

「最近怎麼樣？」

「狀況好了一點。現在減少了玩 Chem。」

「原來是這樣。這可是一件好事啊，身體有沒有感覺不適？」

「也沒有什麼不適。早前也不是玩得太多。」

「嗯。那麼為什麼突然之間決定減少玩 Chem ？」

「玩 Chem」不是什麼生化玩意，而是在性愛的時候同時服用毒品來使情緒更高漲和變得更興奮。玩 Chem（或稱 Chem fun），比單純服用毒品更容易令人上癮，實在是十分危險的玩意。

眼前的這一位病人，一直斷斷續續有玩 Chem 的習慣。過往他似乎樂在其中，從來沒有意思想減少濫用的情況。這次他的態度出現了變化，也不知是何因何故。

「也沒有什麼原因啊，醫生。」

「怎麼樣？」

203

「我想問一個問題。為何每次玩 Chem 之後，身體都會疲倦不堪，需要連續休息數天？有什麼方法可以避免？」

「你所服用的毒品屬於興奮劑，每次服用之後，都會令到身體出現亢奮狀態，但其實是在透支你的能量儲備。歡愉過後，能量衰竭，自然需要休息。這是自然的生理反應，不是什麼病態。」

「那有沒有方法玩 Chem 之後不那麼疲倦？」

「當然有。就是少玩一點。這是不二法門！」

世上沒有免費午餐，毒品也是一樣。吸食毒品時的快慰，其實是在透支你往後的人生。

只是病人對他突然決定戒毒的原因支吾以對，實在難免令人有所懷疑。莫非是與服藥後的疲倦有關係？這要問得清楚一點。

「你是不是因為濫藥後的疲倦，所以決定戒毒？」

「才不是，那只是好奇一問。其實是我的一個朋友……」

「你的朋友怎麼樣？」

「他知道我有玩 Chem 的習慣，我也知道他有同樣習慣。只是他最近好像玩得越來越頻密，服食的數量越來越多，我看在眼裏……」

「有點擔心他的情況，對吧？」

「是的。我過往也曾經非常沉醉在這一種玩意之中，但我的朋友現在服用的分量，好像比我以前還要多。我真想幫一幫他。」

「他現在有沒有看精神科？可以給他轉介。」

「他未必太想在這裏覆診。我現在嘗試給他介紹一些相熟的社工，看看會不會對他的問題有所幫助。」

《聖經》說：「你為什麼看見你弟兄眼裏的木屑，卻不想自己眼裏的樑木呢？」這其實是人性，每個人也有的缺點。吸毒者也是一樣，當自己沉淪毒海的時候，會使用百般理由去合理化自己的行為。只有當看見身邊的人有同樣問題，才會意識到自己過往所犯的錯誤。

Substance Substance Substance Substance Substance Subs
Abuse Clinic Abuse Clinic Abuse Clinic Abuse Clinic Abuse Clinic Abus
Substance Substance Substance Substance Substance Subs
Abuse Clinic Abuse Clinic Abuse Clinic Abuse Clinic Abuse Clinic Abus
Substance Substance Substance Substance Substance Subs
Abuse Clinic Abuse Clinic Abuse Clinic Abuse Clinic Abus

海洛英
外賣速遞

新型病毒爆發，早前政府打算全面禁止堂食，這理論上可以減低傳染風險。但是實際上，不是每一個人也可以承受當中的不方便。

留守家中也一樣。

「進來吧，請坐。」

病人沒精打采，精神萎靡地坐進診症室。

「最近怎麼樣？心情好像不太好？」

「對啊。最近心情真的很差，沒有動力，睡眠質素又差。」

「看來真的不太好。不知是什麼原因？」

這位病人一直有濫用海洛英的習慣。近年來經過診治，情況慢慢好轉，每天到美沙酮診所服用美沙酮，慢慢地取代一直濫用的海洛英。

他的精神狀態一直非常穩定。雖然失業，但得到政府援助，生活沒有什麼問題，人生也沒有什麼壓力。真的不知何緣何故，他現在的情緒如此糟糕。

「就是這個新型病毒，讓我終日困在家裏。」

「為什麼不出外走走？」

「就是我的太太和女兒整天在罵我，要我避免出外，害怕我會感染病毒，然後傳染她們。」

「避免外出是好的，尤其在這緊急關頭。」

「但我每天也要到美沙酮診所啊。一來一回也要兩三小時，回到家中太太問長問短，這真是……」

一般市民當然需要避免外出，以免感染新型病毒。有些僱主作特別安排，容許僱員在家工作，這也是情理之內。但像某些職業，例如醫護界別，根本不可能在家工作。因為病人需要覆診和吃藥，醫生不能在家診症，護士不能在家照料病人。

這位病人不像一般的病人，可以每幾個月覆診一次，因為美沙酮診所只能給他一天分量的美沙酮，病人必須每天覆診，才能抵抗毒癮。

「太太不讓你出門，那你怎麼辦？」

「就是渾身不舒服。最嚴重的是腰背痛，痛得我什麼事都做不了。」

「這樣真的有點難搞啊。」

「所以就只有靠外賣，他們有海洛英送貨服務。」

「什麼送貨服務？」

「就是把海洛英直接送到你家。」

「原來如此。那麼最近一定吸食多了，對吧？」

「當然。沒有美沙酮，就只有吸食海洛英才能抵抗這股毒癮。」

不論海洛英或者美沙酮，一旦突然停服，都會有嚴重的撤出反應。患者可能會流鼻水，可能會腸胃不適，也可能像這一位病人一樣，全身疼痛不堪。

科技進步帶來了新經濟，新型病毒成為了催化劑。市民減少到實體店購物，改為在網上血拼。餐飲業也是一樣，晚市全都改為外賣。想不到，毒品市場也迎合世界的急劇變化，開拓外賣市場。

在這個氛圍下，醫療系統有沒有改善空間？美沙酮診所可不可以發展外賣服務？聽起來十分荒唐，但這是無數濫藥病人正在面對的問題。

Substance Abuse Clinic   Substance Abuse Clinic   Substance Abuse Clinic   Substance Abuse Clinic   Substance Abuse Clinic   Substa Abuse

Substance Abuse Clinic   Substance Abuse Clinic   Substance Abuse Clinic   Substance Abuse Clinic   Substance Abuse Clinic   Substa Abuse

Substance   Substance Abuse Clinic   Substance Abuse Clinic   Substance Abuse Clinic   Substance Abuse Clinic   Substa Abuse

一雙手拋 三個球

心臟問題影響精神，精神問題影響心臟。乍看是中醫理論，其實不然。

「你好。最近怎麼樣？」

「也沒什麼特別，多數留在家中玩玩手機。」一個壯健的男人回答道。

「有沒有出街走走，呼吸新鮮空氣？」

「當然有。」

「我看見電腦上的紀錄，你在半年後將會接受手術，對嗎？」

「是的。那是一個通波仔手術，希望成功吧。到時可能可以少吃一點藥。」

眼前這個看似健壯的男人，其實多次差點踏進鬼門關。他在精神科覆診，除了他有濫用咳水的習慣，也因為此習慣併發的思覺失調；他同時又在心臟科覆診，原因卻比較複雜。

大概兩三年前，病人突然在街上暈倒，送往醫院後發現心臟停頓，需要立刻進行搶救。幸好搶救成功，醒來之後卻發現心臟部分肌肉變薄和結痂，需要定期吃藥和安裝心臟起搏器。

209

那時候他正值中年。一個三十多歲的人，一般不會出現如此嚴重的心臟病發。

那時候內科醫生替他驗尿，發現尿液樣本之中含有咳藥水的主要成分麻黃鹼。這種成分有可能刺激心臟血管，造成冠狀動脈痙攣的現象。若果病人心臟血管一直有收窄的情況，後果可大可小。

其實不只咳藥水，一些興奮劑，如冰毒和可卡因，也可以造成冠狀動脈痙攣的情況。「精神問題影響心臟」，就是這個意思。

但是，心臟問題也可以影響精神。

記得他心臟出現問題後，他跟媽媽也曾經來到濫藥治療診所覆診。他們有一些特別的要求。

「醫生，可不可以不要再打針？」

「你所指的打針，就是每四星期注射一次的抗思覺失調藥物，對吧？」

「是的。」

「過往我們給你處方這個藥物，就是害怕你不按時食藥。定期打針可以減低復發風險。」

「對啊。但是我最近心臟病發，差點暴斃。我害怕心臟科的藥會跟精神科的藥相沖。」

旁邊的媽媽搭話道：「他的精神狀態真的很不錯。從心臟科出院之後，雖然沒有服用任何精神科藥物，但也沒有任何復發跡象。」

「這樣吧，既然你們如此堅持，我們也無權強迫。若果發覺有異

樣,緊記要馬上到急症室求助。」

　　幾個月後,小鳥醫生在醫院病房重遇這一個病人。他因為缺乏藥物病發,出現思覺失調症狀。我們馬上聯絡心臟科,嘗試處方一種不受心臟科藥物影響的精神科藥物。這就是心臟問題影響精神狀態的一個例子。

　　現代醫學越來越複雜,醫生之間的分工越來越細,各自獨立成一個專科。但其實每一個專科所醫治的疾病,都會跟其他疾病相互影響。醫生有時就像小丑,只有一雙手卻拋着三個球,要兼顧多方面的因素。面對如此複雜的案例,我們需要特別小心。

在訓導主任
和善良社工之間

醫生看病人，每個醫生也有不同的想法。小鳥醫生每天看無數病人，一直覺得精神病患者與一般人無異，醫生跟病人只是角色不同，本質其實一樣。

但在病人心目中，未必如是。

「你好。最近怎麼樣？」

「情緒不錯，睡眠也很好。」

「這便好了。給你的藥有沒有吃得不舒服？」

「沒有什麼問題。吃了之後睡覺，沒有什麼副作用。」

「現在還有沒有出現幻聽？」

「沒有啦。是從前吸食冰毒時才會有幻聽。」

這個病人因為濫用冰毒，到濫藥治療診所覆診。他的情況一直非常穩定，早已經痛改前非，沒有再吸食任何毒品。

每次覆診也只是例行公事，他沒有什麼情緒上的問題。每三個月見面，像是跟朋友敘舊一樣，醫生不用為他的病情苦惱些什麼。

「那你平時多做些什麼？」

「現在找到工作啦。雖然有點辛苦，但是尚算適應。」

「這就好了。工作之餘，有沒有做其他活動紓緩一下壓力？」

「當然有啦。閒時便在街上閒逛，有時會運動一下。啊，醫生。」

「什麼事？」

「有一天我在街上看到你啊。」

　　醫生在公立醫院的工作忙碌，診症過的病人自然如恆河沙數。小鳥醫生經常在街上碰見自己的病人，認得出的話，自然會點頭問好。有時有陌生人向小鳥醫生揮手，儘管不認識，也會禮貌地點頭。

「為什麼不叫我一聲啊？」

「我怕嘛。」

「怕什麼？」

「好像不是那麼適合吧。」

「為什麼不適合？」

　　病人尷尬的笑：「我是病人嘛，不是那麼方便似的。」

　　在某些病人眼中，醫生可能高高在上，因為兩者的權力實在太不平衡，醫生全權掌握病人的資料，病人沒有什麼可能反駁醫生的建議，醫學的知識水平也跟醫生相距甚遠。

　　這看似是一件好事，事實卻並非如此。記得還是學生的時候，你會把心事告訴訓導主任嗎？當然不。你只會告訴自己的好兄弟，或者一兩個跟學生打成一片的老師或社工。

　　這當然不是要醫生跟病人打成一片，只是在診治病人的時候，在病人的心目中，他們跟醫生的距離可能比想像中大。在訓導主任和善良社工這兩個極端之間，醫生需要拿捏好自己的角色，才能提供更佳的醫療服務，更加明白病人的需要。

Substance Substance Substance Substance Substance Substa
Abuse Clinic Abuse Clinic Abuse Clinic Abuse Clinic Abuse Clinic Abuse

Substance Substance Substance Substance Substance Substa
Abuse Clinic Abuse Clinic Abuse Clinic Abuse Clinic Abuse Clinic Abuse

Substance Substance Substance Substance Substance Substa
Abuse Clinic Abuse Clinic Abuse Clinic Abuse Clinic Abuse

不可一 不可再

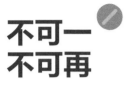

　　一直在跟大家分享的，都是跟濫藥患者一些比較正面的交流。要防止吸毒，這種方法其實比使用恐嚇的方式更好。

　　就像政府會強迫煙草商在每一包煙上印上廣告。廣告上的照片相當恐怖，有些人因為長期吸煙爛腳，有些人瘦骨嶙峋。可惜，要吸煙的人還是會吸，這種方法只可以對付從未吸煙的人。

　　但是，花了這麼多篇幅去循循善誘，總要寫一篇去恐嚇一下從未吸毒的人。

　　這個故事也是關於小鳥醫生濫藥治療診所的其中一個病人。

　　「請進來。」

　　安老院職員推着一位坐着輪椅的病人，徐徐走進診症室。

　　「你好，醫生。」病人主動打招呼。

　　「最近還不錯嗎？」

　　「還不錯，沒有什麼特別。」

　　「在老人院住得慣嗎？」

　　「還好，醫生。你看看這個吧。」病人遞給醫生他的書法作品。

「這很漂亮哦。最近一直在寫這個？」

「是的。只是拿給你看看，分享一下吧。」

這位病人正值壯年，當初為什麼要住進安老院，自然有他的故事。他從前有吸食海洛英的習慣，但近年已經收斂。住進安老院之後，更加沒有機會接觸。

他最喜歡的就是寫書法，筆鋒秀麗，有大家風範，每次覆診就帶來一疊作品給小鳥醫生欣賞。小鳥醫生無論工作多麼忙碌，也願意花上數分鐘時間，化身為病人的一個小粉絲，仔細觀看他的大作。

「他最近不是太乖啊。」推輪椅的安老院職員説道。

「為什麼？你自己説説吧。」醫生要病人親自回答。

「沒什麼，只是最近發燒生病，要入院治療，兩三日後退燒……」

「你便嚷着要出院，不聽醫生勸告，是嗎？」旁邊的安老院職員搶着回答。

「這不是太好哦，發燒感染可大可小。上一次你因為感染入院，不是差點送了命嗎？」

病人上一次入院之前，還未住進安老院。那次他下肢感染，卻諱疾忌醫，拖着拖着延誤了治療。最後感染擴散，需要切除整隻右腳，還要進入深切治療部搶救。

這跟毒品有沒有關係？當然有。一個身體健康的中年人，不會無故發生嚴重感染。長期吸毒摧毀一個人的抵抗力，破壞一個人的血管，容易讓感染變得難以控制。正值壯年卻要入住安老院，我想就是

這個原因。

「我就是不喜歡醫院的環境嘛。燒已經退了，應該沒什麼問題。」

「下次還是聽聽醫生的勸告會好一點，畢竟他才是最清楚你狀況的人嘛。」

「知道了，醫生。」病人內疚地垂下頭，手裏緊張地把弄剛剛給醫生看完的書法作品。

老套一點也要說一句：「吸食毒品，不可一，不可再。」

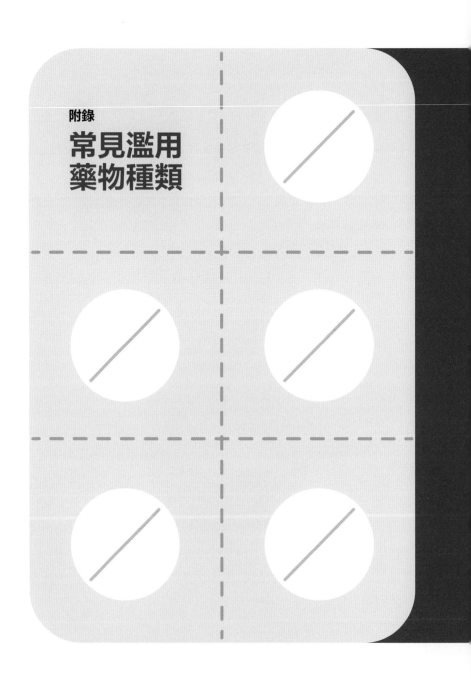

附錄

常見濫用
藥物種類

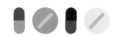

常用名稱	K 仔、香水
中文名稱	氯胺酮
英文名稱	ketamine
外觀	白色粉末狀
吸食方法	從鼻孔吸入
藥物機理	• N- 甲基 -D- 天冬氨酸（NMDA）受體拮抗劑 • 多巴胺受體激動劑 • 血清素受體激動劑
吸食後反應	放鬆、幻聽、幻象、時空錯亂、脫離現實、靈魂離體
急性中毒風險	心臟衰竭
長期吸食風險	• 成癮 • 撤出反應（緊張、全身顫抖、失眠、出汗、腸胃不適、抑鬱等） • 抑鬱 • 認知能力受損 • 膀胱炎 • 膽管病變

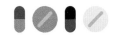

常用名稱	搖頭丸、fing 頭丸、E 仔、糖
中文名稱	3,4- 亞甲二氧甲基苯丙胺
英文名稱	3,4-methylenedioxymethamphetamine（MDMA）
外觀	圓形藥丸，印有圖案或字母（也有晶體狀或粉狀）
吸食方法	吞服
藥物機理	• 血清素再攝取抑制劑 • 多巴胺再攝取抑制劑 • 去甲腎上腺素再攝取抑制劑 • 5-HT2A 受體激動劑
吸食後反應	快慰、興奮、歡愉、同理心增加、比平時更外向、比平時更感性
急性中毒風險	• 惡性高熱 • 血清素綜合症
長期吸食風險	• 成癮 • 撤出反應（疲倦、食慾不振、情緒低落） • 抑鬱

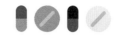

常用名稱	冰
中文名稱	安非他明（α - 甲基苯乙胺）
英文名稱	amphetamine（alpha-methylphenethylamine）
外觀	透明晶體
吸食方法	吸入其加熱後蒸發而成的煙霧
藥物機理	· 多巴胺釋放劑 · 多巴胺再攝取抑制劑 · 血清素釋放劑 · 去甲腎上腺素釋放劑
吸食後反應	興奮、精力充沛、精神集中、自信、食慾減低、快慰、認知能力加強、性慾增加
急性中毒風險	思覺失調
長期吸食風險	· 成癮 · 撤出反應（不安、情緒低落、焦慮、疲倦、失眠等） · 精神分裂 · 認知能力受損 · 皮膚病

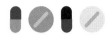

常用名稱	可樂
中文名稱	可卡因
英文名稱	cocaine
外觀	粉末
吸食方法	· 從鼻孔吸入粉末 · 燃燒後吸入煙霧
藥物機理	· 血清素再攝取抑制劑 · 多巴胺再攝取抑制劑 · 去甲腎上腺素再攝取抑制劑
吸食後反應	興奮、精力充沛、精神集中、食慾減低、快慰
急性中毒風險	· 思覺失調 · 心血管疾病（中風、心臟病等）
長期吸食風險	· 成癮 · 撤出反應（不安、情緒低落、焦慮、疲倦、失眠等） · 精神分裂 · 認知能力受損 · 鼻腔組織受損

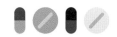

常用名稱	咳水
主要成分	可待因（codeine）、麻黃鹼（ephedrine）
外觀	一般咳藥水包裝
吸食方法	• 直接飲用 • 混合可樂飲用
藥物機理	• 可待因：類鴉片受體激動劑 • 麻黃鹼：去甲腎上腺素激動劑、再攝取抑制劑
吸食後反應	興奮、精力充沛、快慰、放鬆
急性中毒風險	• 風險較低，除非大量服用 • 嚴重時會出現心律失常、血壓上升、幻覺、焦慮、羊癇等
長期吸食風險	• 成癮 • 撤出反應（不安、情緒低落、焦慮、流鼻水、失眠等） • 精神分裂 • 認知能力受損 • 口腔衛生惡劣

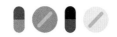

常用名稱	大麻、草、花、牛
中文名稱	大麻
英文名稱	cannabis
外觀	經過乾製的花葉
吸食方法	包捲後燃燒吸入
藥物機理	大麻素受體激動劑
吸食後反應	輕鬆、快慰、感官變慢
急性中毒風險	思覺失調
長期吸食風險	• 成癮 • 撤出反應（不安、情緒低落、焦慮、冒汗、頭痛、失眠等） • 精神分裂及其他精神疾病 • 認知能力受損

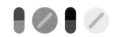

常用名稱	high 天
中文名稱	有機溶劑
種類	天拿水、電油、打火機燃料、強力膠水
英文統稱	inhalant
吸食方法	・ 直接從口鼻吸入 ・ 噴進容器或膠袋，然後吸入
藥物機理	・ γ- 氨基丁酸（GABA）受體激動劑 ・ N- 甲基 -D- 天冬氨酸（NMDA）受體拮抗劑
吸食後反應	放鬆、飄飄然、昏昏欲睡、幻聽、幻象
急性中毒風險	・ 心臟突然停頓 ・ 呼吸系統停頓
長期吸食風險	・ 成癮 ・ 撤出反應（癲癇） ・ 心臟衰竭 ・ 周邊神經受損（眼盲、耳聾） ・ 中樞神經受損（認知能力和其他腦部功能） ・ 致癌

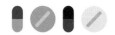

常用名稱	白粉
中文名稱	海洛英
英文名稱	heroin
外觀	白色粉末或藥丸
吸食方法	• 靜脈注射 • 追龍（燃燒後吸入煙霧）
藥物機理	類鴉片受體激動劑
吸食後反應	快慰、放鬆
急性中毒風險	• 昏迷 • 呼吸系統停頓
長期吸食風險	• 成癮（十分強烈和常見） • 撤出反應（緊張、全身顫抖、失眠、出汗、腸胃不適等） • 思覺失調（雜質所導致） • 感染傳染病（愛滋病、肝炎、心內膜炎等）

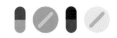

常見種類及常用名稱	五仔（nimetazepam）、十字架（flunitrazepam）、藍精靈（midazolam）、白瓜子（zopiclone）、安定（diazepam）、忽得（methaqualone）
藥物中文統稱	鎮靜劑、安眠藥
藥物英文統稱	sedatives / hypnotics
外觀	藥丸
吸食方法	吞服
藥物機理	γ - 氨基丁酸（GABA）異位調節物
吸食後反應	放鬆、幫助睡眠、減少因為濫用其他藥物所出現的副作用
急性中毒風險	• 昏迷 • 呼吸系統停頓
長期吸食風險	• 成癮 • 撤出反應（緊張、全身顫抖、失眠、出汗、腸胃不適、癲癇等）

濫藥治療
診症室

後記

　　對着有濫藥問題的病人，我們對他們的印象總是比較主觀，希望
他們能戒除惡習，改過自新。

　　總是希望病人可以回復從前那樣，希望他戒除毒癮以後，一切都
像沒發生過一樣。

　　就像一對分手的情侶，總是惦記着對方的好，時刻想回到最初。
但是畢竟曾經滄海，這種盼望最後只會成為一種壓力。大家沉醉於過
去的回憶當中，即使復合也不如藏在心底歷久常新。

　　古巨基多年前有一首禁毒廣告歌，叫做《原來的你》，由周禮茂
填詞：

　　原來的你

　　始終都最美

　　就算已添了傷悲

　　如何地力竭筋疲

　　但你不能再失去

原來的你

可否不放棄

讓我也感到欣喜

回頭別覺

得失所流離

如若沒人像我這般

疼你

歌詞是多麼的美好，對吸毒者的盼望是多麼的實在。

只是站在濫用藥物病人的角度看，這種想法未必有什麼鼓舞作用。他們心底早已清楚，怎樣也回不到過去。只是苦於沒有足夠資源建立未來，於是原地踏步，浮沉毒海。

治療者的工作，就是要讓他們認清自己的長處，讚揚他們的努力，引導他們走向未來。這個未來未必像他們未接觸毒品前的過去一般純潔無瑕，但已經足夠讓人鼓舞。

分手之後，往往事隔多年，歷盡千航，把過去的一切忘掉，重新欣賞對方的優點，才有機會重新開始。

濫藥治療
診症室

作者	小鳥醫生
總編輯	葉海旋
編輯	李小媚
助理編輯	周詠茵
書籍設計	Tsuiyip@TakeEverythingEasy Design Studio

出版	花千樹出版有限公司
地址	九龍深水埗元州街 290-296 號 1104 室
電郵	info@arcadiapress.com.hk
網址	www.arcadiapress.com.hk

印刷	美雅印刷製本有限公司
初版	2021 年 6 月
ISBN	978-988-8484-86-7